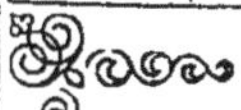

MALADIES CHRONIQUES

DE

L'APPAREIL LOCOMOTEUR

LEÇONS CLINIQUES

DE

M. LE DOCTEUR BOUVIER,

Médecin de l'hôpital des Enfants,

Membre de l'Académie impériale de Medecine, de la Société de Chirurgie, etc.

RECUEILLIES

Par M. H. RICHARD-MAISONNEUVE,

Interne des Hôpitaux de Paris, membre de la Société anatomique.

ANNÉE 1856.

Pied-Bot — Rachitisme.

PARIS

CHEZ J.-B. BAILLIÈRE,

LIBRAIRE DE L'ACADÉMIE IMPÉRIALE DE MÉDECINE,

Rue Hautefeuille, 19.

1857

MALADIES CHRONIQUES

DE

L'APPAREIL LOCOMOTEUR

TRAVAUX DE M. BOUVIER

SUR LES AFFECTIONS DE L'APPAREIL LOCOMOTEUR.

SUR LES ALTÉRATIONS DU SYSTÈME OSSEUX DANS LE RACHITISME. *Bulletin de l'Académie de médecine*, 1837 et 1839.

SUR LA RÉDUCTION DES LUXATIONS CONGÉNITALES DU FÉMUR. Journal l'*Expérience*, 1838.

MÉMOIRE SUR LA SECTION DU TENDON D'ACHILLE DANS LES PIEDS-BOTS, avec planches, *Mémoires de l'Acad. de méd.*, t. VIII, 1838.

SUR UNE NOUVELLE ESPÈCE DE TORTICOLIS, 1840.

SUR LE STRABISME ET LA MYOTOMIE OCULAIRE, 1841 et 1843.

SUR LA MYOTOMIE RACHIDIENNE. *Annales de la chirurg.*, 1841 et 1842.

SUR LA SECTION DES FLÉCHISSEURS DES DOIGTS. *Bulletin de l'Acad. de médecine*, 1842.

SUR UN CAS DE CONTRACTURE MUSCULAIRE ANCIENNE. *Ibidem*, 1847.

SUR UN CAS DE PARALYSIE DE LA MAIN. *Ibidem*, 1851.

SUR L'INÉGALITÉ CONGÉNITALE OU ACQUISE DES DEUX MOITIÉS LATÉRALES DE LA FACE. *Ibidem*, 1852.

ÉTUDES HISTORIQUES ET MÉDICALES SUR L'USAGE DES CORSETS, 1853.

SUR L'ATROPHIE MUSCULAIRE PROGRESSIVE. *Bulletin de l'Acad. de méd.*, 1853.

SUR LA CAUTÉRISATION CUTANÉE DANS LES MALADIES DU SYSTÈME OSSEUX. *Archives générales de médecine*, 1854.

SUR LES PLAIES SOUS-CUTANÉES APRÈS LA TÉNOTOMIE. *Ibidem*, 1855.

SUR LE TRAITEMENT DE LA CHORÉE PAR LA GYMNASTIQUE (rapport). *Bulletin de l'Acad. de médecine*, 1855.

SUR L'ÉLECTRICITÉ MÉDICALE (rapport). *Ibidem*, 1856.

SUR LA GUÉRISON PAR ABSORPTION DES ABCÈS PAR CONGESTION. *Archives de médecine*, 1857.

LEÇONS CLINIQUES SUR LES MALADIES CHRONIQUES DE L'APPAREIL LOCOMOTEUR (*Mal vertébral, — Affection sous-occipitale, — Luxations anciennes et congénitales, — Strabisme*); recueillies par M. E. BAILLY, année 1855, Paris, 1856. Un vol. in-8°.

MALADIES CHRONIQUES

DE

L'APPAREIL LOCOMOTEUR

LEÇONS CLINIQUES

DE

M. LE DOCTEUR BOUVIER,

Médecin de l'hôpital des Enfants,

Membre de l'Académie impériale de Médecine, de la Société de Chirurgie, etc.

RECUEILLIES

Par M. H. RICHARD-MAISONNEUVE,

Interne des Hôpitaux de Paris, membre de la Société anatomique.

ANNÉE 1856.

Pied-Bot — Rachitisme.

PARIS

CHEZ J.-B. BAILLIÈRE,

LIBRAIRE DE L'ACADÉMIE IMPÉRIALE DE MÉDECINE,

Rue Hautefeuille, 19.

1857

Publications de l'**Union Médicale**, Année 1856.

La faveur avec laquelle a été accueillie la publication des leçons cliniques professées l'année dernière, à l'hôpital des Enfants, par M. le docteur Bouvier, m'a engagé à suivre l'exemple de mon collègue, M. Bailly, en recueillant les leçons faites cette année par notre excellent maître.

Ces leçons ont porté seulement sur deux sujets : le Pied-bot, et le Rachitisme. En restreignant ainsi son programme, M. Bouvier a montré l'importance et l'intérêt qu'a depuis longtemps à ses yeux cette partie de la pathologie des enfants. Ces deux maladies, en effet, bien que n'étant pas mortelles, n'en sont pas moins très graves dans leurs conséquences : les difformités qu'elles entraînent peuvent empêcher le pauvre de gagner sa vie; pour le riche, elles sont une source de tristesse et d'incessants regrets.

On le voit, une telle étude, aride au premier abord, contient un véritable intérêt.

Les maladies chroniques de l'appareil locomoteur ont été rarement exposées d'une manière spéciale, au point de vue clinique. Parmi les causes de cet abandon, il faut, je crois, invoquer la difficulté de réunir à la fois un grand nombre d'individus atteints de ces diverses affections chroniques. Ce caractère même de chronicité, la lenteur des améliorations, la difficulté des guérisons complètes, tels sont aussi les motifs qui éloignent souvent le médecin de semblables études, et lui font porter ses recherches sur des parties de la science plus brillantes ou plus consolantes.

M. Bouvier, par [sa position à l'hôpital des Enfants et par la nature de ses travaux antérieurs, était bien placé pour entreprendre cette tâche. Aussi a-t-il pu, à chaque leçon, mettre sous les yeux de ses auditeurs un grand nombre de malades; décrire presque sur le sujet les diverses phases de l'affection dont il s'occupait; montrer enfin les différents résultats du traitement.

J'émets à mon tour l'espoir que les leçons professées l'année prochaine seront publiées par mon successeur;

de cette façon, dans un temps peu éloigné, nous posséderons une clinique complète des maladies chroniques de l'appareil locomoteur.

Qu'il me soit permis, en terminant, de remercier le maître bienveillant qui n'a pas craint d'associer à son œuvre l'inexpérience d'un élève, et de consacrer tant d'heures d'un temps précieux à m'aider de ses conseils dans ce travail.

H. RICHARD-MAISONNEUVE.

Paris, 16 décembre 1856.

LEÇONS CLINIQUES

SUR LES

MALADIES CHRONIQUES DE L'APPAREIL LOCOMOTEUR.

Première Leçon.

Messieurs,

L'objet de notre réunion vous est déjà connu; nous poursuivons l'étude clinique, commencée l'année dernière, des maladies chroniques de l'appareil locomoteur. Nous avons terminé la clinique de 1855 par la description du strabisme; aujourd'hui, nous allons étudier le pied-bot.

ART. Ier. — DU PIED-BOT.

Nomenclature. — Malgré les grandes dissemblances qui séparent le pied et l'organe de la vision, on peut cependant établir un rapprochement entre eux, au point de vue des vices de direction qui frappent ces parties, et si l'on a nommé le strabisme *pied-bot de l'œil,* on pourrait, avec non moins de raison, appeler le pied-bot *strabisme du pied.*

Strabisme, en effet, vient de *στρέφω*, je tourne; ce mot a la même origine, le même sens étymologique que *στροφὴ*, et Galien a dit *diastrophé* de la cuisse, pour désigner la courbure de ce membre.

Un auteur contemporain s'est servi du verbe *στρέφω* pour désigner la difformité du pied-bot, qu'il appelle *stréphopodie*, et à l'aide des particules *endo, exo, ano,* etc., il dénomme toutes les variétés.

On avait précédemment appelé le pied-bot *kyllopodie, kyllose,* d'après le langage des anciens, qui nommaient le dieu Vulcain *Kyllopode*, c'est-à-dire pied courbe, tortu. Hippocrate et Galien se sont servis du mot *kullosis* pour désigner la courbure des membres, et en particulier le pied-bot.

Pour nous, nous conserverons le vieux terme *pied-bot*, déjà en usage avant Ambroise Paré. Suivant certains étymologistes, pied-bot se dit pour pied-botté; mais l'adjectif *bot* a un sens bien plus expressif; il signifiait, dans l'ancien français, mousse, obtus, tronqué. Cet adjectif, qui a disparu de notre langue, se retrouve dans le hollandais *bot,* dans l'allemand *butt,* dans l'espagnol *boto,* mots qui ont le même sens. Son antiquité remonterait bien plus loin que celle des noms grecs ou latins, si l'on admet avec M. Louis Delâtre que ce mot *bot* nous est venu de l'Inde, de la langue des anciens brachmanes, que sa racine est le verbe sanscrit *badh,* frapper, blesser, d'où pied-bot, pied contrefait, difforme (1).

Définition. — Quoi qu'il en soit de ces étymologies, nous entendons aujourd'hui par pied-bot tout vice de direction permanent, toute déviation persistante des pieds.

Les déviations de ce genre résultent d'une inclinaison des axes des os du tarse, du métatarse et des orteils, inclinaison déterminée

(1) L. Delâtre, *La langue française dans ses rapports avec le sanscrit,* t. I, p. 146, Paris, 1854, chez F. Didot.

et maintenue par la disposition vicieuse des ligaments, des muscles et très souvent des os eux-mêmes.

Mouvements physiologiques du pied — Cette inclinaison a pour point de départ celle qui se produit dans les mouvements normaux des articulations du pied. Ces mouvements sont au nombre de quatre, l'extension, la flexion, l'adduction et l'abduction, auxquels il faut ajouter des mouvements intermédiaires qui résultent de l'association de la flexion et de l'extension avec l'adduction ou l'abduction; en tout huit mouvements simples ou composés.

Des quatre mouvements simples, la flexion et l'extension seules se passent entre l'astragale et les os de la jambe; dans les deux autres, adduction et abduction, l'astragale est immobile, et tout le pied pivote autour de la tête de cet os par un mécanisme assez compliqué, que j'ai décrit il y a déjà bien des années. Le siége des mouvements d'adduction et d'abduction réside donc exclusivement dans l'articulation astragalo-calcanienne et dans l'articulation médio-tarsienne. Quant aux mouvements associés, ils ont lieu à la fois dans ces jointures et dans l'articulation tibio-astragalienne.

Les puissances musculaires qui produisent ces divers mouvements n'ont pas toujours été exactement appréciées. Des recherches récentes de M. le docteur Duchenne de Boulogne ont rectifié à cet égard, sur plusieurs points, les idées généralement admises (1). C'est d'après ces nouvelles observations, dont j'ai moi-même vérifié l'exactitude, que je vais résumer brièvement ce point de mécanique animale.

Six muscles sont les agents essentiels des huit mouvements indiqués précédemment; ce sont: le triceps sural (jumeaux et soléaire),

(1) Voyez *Archives générales de médecine*, numéros de juin et juillet 1856.

le long péronier latéral, le jambier antérieur, le long extenseur des orteils, le jambier postérieur et le court péronier latéral.

Les quatre premiers muscles, quand ils agissent seuls, ne produisent que des mouvements mixtes ou composés : le triceps sural est extenseur-adducteur; le long péronier latéral, extenseur-abducteur; le jambier antérieur, fléchisseur-adducteur; le long extenseur commun des orteils, fléchissseur-abducteur.

L'extension directe résulte de l'action simultanée du triceps sural et du long péronier latéral; la flexion directe, de l'action réunie du jambier antérieur et du long extenseur des orteils.

Le jambier postérieur produit l'adduction simple du pied; il devient un peu extenseur quand le pied est fortement fléchi.

Le court péronier latéral ne produit de même que l'abduction directe, quand le pied a été préalablement amené à l'angle droit.

Chacun de ces deux muscles peut s'associer à ceux des quatre autres qui agissent dans le même sens, pour produire des mouvements composés.

Le péronier antérieur, quand il existe, concourt au mouvement de flexion-abduction avec le long extenseur des orteils, dont il n'est qu'un appendice.

Le long extenseur du gros orteil et le long fléchisseur commun des orteils ne secondent ou ne suppléent que dans des cas particuliers, le premier le fléchisseur-adducteur, le second l'extenseur-adducteur du pied.

Le long fléchisseur du gros orteil ne paraît concourir à l'extension-adduction que dans des cas pathologiques.

Je n'ai considéré jusqu'ici que les mouvements de totalité du pied. Je ne m'arrêterai pas aux mouvements partiels de sa moitié antérieure, tels que certains mouvements isolés de l'articulation médio-tarsienne, ceux des os cunéiformes, des os du métatarse, des phalanges, bien qu'il leur revienne une part d'influence dans les déformations du pied-bot. Mais je ne puis me dispenser de signaler une action du long péronier latéral, toute spéciale, méconnue de la plupart des anatomistes, très sommairement indiquée par Sœmmering, et décrite d'une manière plus précise par M. le docteur Duchenne. Cette action s'exerce sur le premier métatarsien ; le long péronier latéral abaisse avec force l'extrémité antérieure de cet os, et entraîne en même temps en bas les os cunéiformes, le scaphoïde et même le cuboïde. Ce mouvement donne au pied plus de voussure dans son milieu, augmente en ce point la concavité plantaire et détache davantage l'espèce de talon antérieur formé par la saillie sous-métatarsienne du gros orteil. Nous verrons cette action du long péronier devenir la source de déformations particulières, soit en acquérant trop d'énergie, soit, au contraire, en s'affaiblissant au-dessous du rhythme normal.

Variétés du pied-bot. — Je viens de vous exposer brièvement les mouvements normaux du pied, et l'influence qu'il faut attribuer à chaque muscle dans ces actions simples ou composées. Vous comprenez maintenant que le sens de ces mouvements va déterminer les principales variétés du pied-bot.

D'abord, aux huit mouvements du pied correspondent huit déviations possibles, huit sortes de pieds-bots. Ce seront des déviations par extension, flexion, adduction, abduction, extension-adduction, extension-abduction, flexion-abduction, flexion-adduction.

Mais ce n'est pas tout ; car la nature n'est point enchaînée dans ses écarts par les règles de l'ordre physiologique. Ainsi, dans la flexion, dans l'extension normales, tout le pied suit le mouvement de l'astragale et du calcanéum ; les orteils seuls se meuvent quelquefois dans une direction opposée. Mais, dans l'état pathologique, la rangée antérieure du tarse peut s'incliner en sens contraire du mouvement de la rangée astragalo-calcanienne ; de là des déviations composées qui diffèrent des précédentes. De même, dans l'adduction et l'abduction physiologiques, le calcanéum et la rangée scaphoïdo-cuboïdienne se meuvent toujours, sinon dans la même étendue, du moins dans le même sens. Il peut arriver, au contraire, dans les déviations pathologiques, que ces os exécutent des mouvements opposés, que le calcanéum se porte dans l'abduction et l'avant-pied dans l'adduction, *et vice versâ*. Ce sont encore là des déviations tout à fait distinctes.

On pourrait donc, comme on le voit, établir douze ou quinze variétés de pieds-bots.

Mais, pour plus de simplicité, je rattacherai toutes ces variétés à quatre groupes, division consacrée par le temps.

Le premier groupe comprend tous les cas où la pointe du pied est tournée en dedans, c'est le *varus*; le deuxième groupe, tous les cas où la pointe du pied est tournée en dehors, c'est le *valgus*.

Varus a désigné d'abord, chez les Romains, toutes les difformités des pieds qui rendaient boiteux; plus tard, on réserva ce mot pour les difformités qui dirigeaient la pointe du pied en dedans, en l'opposant à *valgus*, qui se disait de toute déviation des pieds en dehors. Cette phrase de Celse explique très bien cette différence: « Si in interiorem partem prolapsum est, crus longius altero, et *valgius* est : *extrà* enim pes ultimus spectat. Si in exteriorem, brevius, *varum*que fit, et pes *intus* inclinatur. » (*De re medicâ*, l. VIII, XX.) « Si la cuisse est luxée en dedans, le membre est plus long que l'autre, et il devient valgus; car le bout du pied se tourne en dehors. Quand la luxation est en dehors, le membre se raccourcit et devient varus; le pied s'incline en dedans. »

Ces expressions, *varus, valgus*, s'entendaient toutefois aussi bien des courbures des jambes, qui rapprochent ou écartent les pieds, que des pieds-bots eux-mêmes. C'est dans ce sens que Lucilius a dit dans une de ses satires :

Compernem aut varam fuisse Amphitryonis acoitin
Alcmenam, atque alias, Helenam ipsam denique, nolo
Dicere. . . . . . . (Lucil., *Frag.*, l. 17, 1.)

« Dirai-je qu'Alcmène, la moitié d'Amphitryon, et d'autres, la belle Hélène elle-même, avaient les genoux cagneux ou les jambes courbes ? »

On trouve encore dans des écrits publiés à l'étranger les expressions de *genu varum* et *genu valgum ;* mais en France, on n'applique aujourd'hui qu'au pied-bot les noms de varus et de valgus.

Dans le troisième groupe de pieds-bots, le pied, dans l'extension forcée, ne touche le sol que par les orteils ou l'extrémité des métatarsiens : c'est le *pes equinus, pied-équin.*

Dans le quatrième groupe, le pied est dans la flexion forcée; il touche le sol seulement par le talon : c'est le *talus.*

Cette division des pieds-bots en quatre classes se prête parfaitement d'ailleurs à la création de noms composés applicables aux déviations multiples. Ainsi nous dirons : *varus équin, équin valgus, varus-valgus, valgus-talus,* etc., en commençant toujours par le nom de la déviation la plus prononcée ou la plus importante, ou bien en les nommant d'arrière en avant, si elles sont d'égale valeur.

HISTOIRE PATHOLOGIQUE DES PIEDS-BOTS.

Elle comprend deux périodes : 1o la période de formation ou de déviation commençante; 2o la période de déviation confirmée.

Première période. — Elle peut être considérée dans le pied-bot *accidentel,* acquis, et dans le pied-bot *natif* ou *congénial.*

I. **Première période du pied-bot accidentel.** — Nous assistons en quelque sorte à la formation du pied-bot, quand il se développe après la naissance. Son début diffère suivant la cause qui le produit; cette cause peut résider dans les os, les ligaments, les muscles, dans des tissus morbides.

A. Le pied-bot accidentel, de cause purement osseuse, est rare et toujours symptomatique. Il succède à la destruction partielle des os par la carie, par exemple; le rapprochement des os restés intacts incline nécessairement le pied du côté malade; les muscles ne se rétractent que consécutivement. On comprend qu'une tumeur osseuse pourrait produire le même effet en sens inverse.

B. Les ligaments peuvent se raccourcir dans des arthrites chroniques, dans le rhumatisme, la goutte, et dévier le squelette du pied en rapprochant leurs deux attaches. Mais on observe plus souvent l'allongement, le relâchement des ligaments du pied; il coïncide ordinairement avec la faiblesse des muscles.

C. Les ulcères, les plaies, surtout celles qui sont produites par les brûlures, donnent lieu à des productions nouvelles, remarquables, comme l'on sait, par leur force de rétraction graduelle, qui peut entraîner les os et déformer toutes les parties du squelette. Vous jugerez des difformités que le pied peut contracter sous l'influence de cette cause par le bel exemple de talus que je place sous vos yeux.

D. Le pied-bot primitivement musculaire est de beaucoup le plus commun. Ce pied-bot, de même que le strabisme, n'est qu'un fait particulier d'un phénomène très général, que nous retrouverons dans l'étiologie d'une foule de difformités du squelette; je veux parler de la rupture de l'équilibre musculaire par des causes pathologiques. Dès que cet équilibre est rompu, les muscles prédominants inclinent, dévient les parties auxquelles ils s'insèrent. C'est surtout depuis les recherches modernes sur la ténotomie et sur les paralysies que cette loi a été mieux connue. Cette myologie, dont l'étude vous a sans doute souvent causé bien des ennuis, devient ainsi une science du plus haut intérêt par ses nombreuses et utiles applications à la pathologie, à la thérapeutique. Gardons-nous pourtant de toute exagération, et n'allons pas conclure, sur la foi de certains systèmes, que presque toutes les difformités osseuses ont une origine musculaire. Nous verrons, en effet, qu'un grand nombre de ces difformités ont leur principe dans le système osseux lui-même.

Quoi qu'il en soit, le pied, plus peut-être que toute autre partie du corps, a besoin d'un parfait équilibre des puissances musculaires qui l'entourent. Vacillantes par elles-mêmes, ses articulations ne présentent au corps une base solide dans la station, qu'à la condition d'être également soutenues de tous côtés par les muscles. Or, une foule de causes peuvent détruire cet équilibre musculaire. Si vous maintenez longtemps les muscles d'un membre raccourcis ou allongés, l'équilibre est rompu dans les puissances musculaires, et il surviendra des déviations dans le sens des muscles raccourcis. C'est ce qu'on voit après l'immobilité qu'entraîne le traitement des fractures de jambe ; si l'on a laissé la pointe du pied s'abaisser et les extenseurs se raccourcir par l'effet de cette attitude, il se forme un pied-équin.

L'usage des béquilles trop élevées a quelquefois déterminé le même effet à la longue, en obligeant les malades à s'appuyer constamment sur la pointe des pieds.

Camper (1) assure que, quand les dames de son temps quittaient leurs chaussures à talons élevés, elles ressentaient de vives douleurs aux mollets, à cause du raccourcissement des muscles jumeaux et soléaire.

Le poids du corps, dans la station continuelle, surtout avec port de fardeaux et efforts musculaires, suffit quelquefois chez les jeunes apprentis de certaines professions pour allonger les muscles

(1) *Diss. sur la meilleure forme des souliers*, 1781, p. 28.

et les ligaments dans un sens, et amener une inclinaison des os dans le sens opposé. Cette cause agit encore bien plus efficacement si les os offrent des courbures rachitiques.

Un effort de la volonté, qui incline pendant longtemps le pied dans la même direction, peut finir par rompre l'équilibre musculaire et par produire un pied-bot. C'est ce qui arrive dans certaines claudications ; les sujets prennent l'habitude de marcher sur la pointe du pied, la flexion devient très bornée, un pied-équin se développe.

Brückner (1) a vu deux varus causés par des ulcérations superficielles au côté interne du pied, par suite de l'effort continuel des malades pour marcher sur son bord externe.

La contraction involontaire, incessante, de certains muscles dans beaucoup de maladies douloureuses du pied ou de la jambe, produit des effets analogues. C'est ainsi, par exemple, que, dans les abcès, les ulcères scrofuleux ou autres du mollet, l'action involontaire du triceps sural détermine souvent le pied-équin.

Mais la source la plus fréquente de ce genre de déviation des pieds, réside dans les affections des muscles eux-mêmes, soit qu'elles proviennent de leurs lésions propres, ou des lésions du système nerveux. Ces affections ont pour conséquence immédiate l'excitation de la contraction musculaire, ou l'affaiblissement, l'abolition de cette contraction. Dans les deux cas, si tous les muscles ne sont pas atteints ou s'ils le sont à des degrés différents, l'équilibre est rompu.

Une maladie assez fréquente dans cet hôpital, c'est la contracture des extrémités, qui se présente sous la forme aiguë ; les pieds sont portés dans une telle adduction qu'on croirait voir des pieds-bots varus. Quand les enfants guérissent, il ne reste ordinaire-

(1) *Ueber*, etc., ou *Des causes et du traitement des pieds-bots*, p. 51, Gotha, 1796.

ment rien de cette attitude. Mais ces contractures peuvent se présenter à l'état chronique et amener de véritables pieds-bots.

Mais c'est surtout la paralysie qui est la cause la plus fréquente de déviation des pieds, et c'est surtout par les paralysies qu'elles laissent à leur suite, que les maladies cérébrales et les convulsions de l'enfance sont une cause si fréquente de pied-bot. La marche de la maladie est, dans ce cas, presque uniforme. Un enfant est pris tout à coup, avec ou sans fièvre, d'une paralysie plus ou moins étendue ; au bout d'un temps assez court, le mouvement reparaît peu à peu, mais inégalement ; certains muscles demeurent plus faibles que d'autres, et le membre est entraîné dans le sens des plus forts.

Notons enfin, parmi les causes de la perte d'équilibre musculaire, l'atrophie graisseuse progressive. M. Broca (1) a montré plusieurs exemples très intéressants de pieds-bots provenant de cette cause.

Quelle que soit la cause du pied-bot accidentel, son mode de formation est toujours à peu près le même : ce n'est d'abord qu'une attitude comparable aux attitudes physiologiques, mais sans permanence, fugace ; peu à peu elle se prononce davantage ; les muscles cèdent encore, on peut ramener le pied à sa position naturelle, mais il faut déjà une force étrangère ; enfin le racourcissement est permanent, le pied ne peut plus être ramené immédiatement dans sa position naturelle, malgré la force qu'on emploie ; c'est le pied-bot confirmé.

Je vais faire passer sous vos yeux plusieurs enfants atteints de paralysie incomplète, provenant du mal vertébral ou d'autres lésions, et qui offrent divers exemples de pieds équins en voie de formation.

(1) *Bulletin de la Société anatomique*, 1851.

Voici deux enfants de la salle St-Louis, paraplégiques par suite du mal vertébral; sur les deux, vous voyez un commencement de rétraction du triceps sural coïncidant avec une paralysie du jambier antérieur. La position du pied est celle de l'extension chez les deux enfants, mais on parvient aisément à le ramener dans la flexion; il suffit même pour cela, chez l'un d'eux, d'un effort peu considérable, parce que le muscle n'est encore que faiblement rétracté. C'est en quelque sorte un premier degré de cette lésion musculaire. Chez le second, le triceps sural résiste davantage, quoiqu'il finisse également par céder à l'effort des mains; c'est un deuxième degré de contracture. Vous remarquerez sur les deux malades une contraction énergique de l'extenseur du gros orteil, lorsqu'ils font effort pour fléchir le pied. Dans les cas de ce genre, ce muscle tend, en effet, à suppléer le jambier antérieur, privé de toute action.

Ces deux filles de la salle Sainte-Geneviève sont des cas analogues : le n° 5 offre une paralysie du jambier antérieur à droite seulement; la contracture du triceps est légère; l'extenseur du gros orteil fait encore ici effort pour suppléer le jambier antérieur. Vous voyez le gros orteil se relever fortement en arrière chaque fois que l'on dit à l'enfant de fléchir le pied, quoiqu'elle ne parvienne pas à exécuter ce mouvement.

Chez le n° 8, la rétraction est beaucoup plus prononcée du côté droit; on arrive avec peine à dépasser l'angle droit; il y aura bientôt pied-bot équin si la cause pathologique persiste; la paralysie des muscles antérieurs est générale.

Enfin, chez ces deux garçons de la salle St-Augustin, l'un atteint de paralysie générale, avec contractures multiples, l'autre de coxalgie, le triceps sural est affecté de la même manière que chez les précédents, quoique par des causes différentes; chez l'un, le foyer de la maladie est dans la moelle, sans affection vertébrale;

chez l'autre, la tendance au pied-équin ne résulte que de l'effort volontaire pour soulever sur la pointe du pied le membre raccourci.

A côté des pieds-bots proprement dits, se trouvent certaines anomalies de conformation du pied qui ne gênent point la locomotion, et qu'on peut considérer comme des déviations arrêtées à leur début ou qui sont restées à leur première période. C'est à ce titre que je les décris ici. Je veux parler des pieds plats et des pieds creux.

Pied plat. — Dans le pied plat, la voussure tarso-métatarsienne est aplatie, les os sont en quelque sorte étalés; mais, en outre, on trouve souvent un changement de direction du pied. Le calcanéum est tourné en dehors, entraînant dans ce mouvement le scaphoïde et le cuboïde, qui, eux-mêmes, s'inclinent dans le même sens sur le calcanéum et l'astragale. C'est une abduction permanente, qui constitue un léger degré de valgus. Vous pouvez voir cette disposition sur le squelette que je vous présente. Ce pied a été recueilli à Rennes, et envoyé à la Société de chirurgie par M. Lacour (1). Avec quelques personnes, on peut appeler *pieds larges* les pieds plats de la première espèce, afin de les séparer nettement de ceux qui ont un si grand rapport avec le valgus.

Le pied plat est ordinairement congénital; quand il est accidentel, il dépend de l'allongement des ligaments, de l'affaiblissement musculaire, surtout de la diminution d'action du long péronier latéral. Je vous ai montré au commencement de cette leçon l'action qu'il fallait attribuer à ce muscle, qui est comme une sorte de ligament actif, maintenant en place la voussure plantaire.

Quand cette conformation a duré longtemps, elle laisse des traces profondes dans le squelette du pied. Ainsi, sur ce pied de M. La-

(1) Voyez la *Gazette des hôpitaux*, numéro du 6 mai 1856.

cour, qui appartenait à un sujet âgé, la tête de l'astragale est déprimée du côté externe, ce qui change la direction de l'articulation astragalo-scaphoïdienne.

L'anomalie qui constitue le pied plat n'a point d'inconvénient sensible pour la marche, quand ce n'est qu'un pied large, ou quand l'abduction n'est pas trop prononcée. Les sujets ont seulement parfois un peu moins de facilité à se soulever sur la pointe du pied, et l'on observe que, dans cette attitude, le pied porte très peu du côté interne, vis-à-vis la saillie sous-métatarsienne du gros orteil, parce que le long péronier agit avec moins de force que dans la conformation normale. Le pied plat nuit aux fonctions du membre lorsqu'il est très prononcé; mais ce n'est plus alors une simple anomalie de conformation, c'est un véritable valgus.

Il importe de distinguer dans la pratique les pieds plats qui tendent à s'accroître, au point de devenir une difformité nuisible, de ceux dont il vient d'être question, et qui ne constituent qu'une simple variété de conformation, variété souvent héréditaire, comme les traits du visage, ainsi qu'on le savait déjà du temps des Romains, qui appelaient *scaurus* celui dont les malléoles saillantes dénotaient cette légère anomalie.

Voici sept enfans, trois filles et quatre garçons, offrant des exemples de pieds plats à différents degrés, qui, la plupart, paraissent être congénitaux.

Chez l'un, pourtant, le pied plat est évidemment l'effet d'une paraplégie incomplète dépendant du mal vertébral; le long péronier étant un des muscles les plus affaiblis, la voûte tarsienne s'affaisse sous le poids du corps, qui, dans tous les cas de cette espèce, tend par lui-même à abaisser le bord interne du pied et à renverser la plante légèrement en dehors.

Un effet analogue s'est produit chez une petite fille que vous avez sous les yeux, par la seule influence d'une faiblesse musculaire générale sans paralysie.

Chez presque tous ces enfants, la pointe du pied est plus ou moins portée en dehors; la saillie du coude-pied plus on moins effacée; le talon se dévie aussi en dehors, et le tendon d'Achille décrit une légère courbe à concavité externe; la malléole interne est plus saillante que l'externe; le bord interne du pied est plus ou moins rapproché du sol.

Chez ce garçon, vous voyez ce bord interne toucher le sol dans toute sa longueur; il en est de même chez cette fille. Aucun des enfants que je vous présente n'accuse de souffrance dans la marche, et ces deux derniers peuvent fournir une course de plusieurs lieues sans douleur.

Deuxième Leçon.

Pied creux. — Il y a deux sortes de pied creux : dans l'une, la concavité plantaire est augmentée uniformément du talon à l'extrémité des orteils; il y a effacement de la saillie sous-métatarsienne. Cette forme résulte d'une forte contraction des fléchisseurs des orteils, s'efforçant de suppléer le long péronier affaibli ou paralysé. On l'observe rarement seule, mais, le plus souvent, avec d'autres vices de direction du pied.

L'autre forme du pied creux s'éloigne moins de la conformation naturelle; elle vient de l'excès d'action du long péronier latéral. Elle a pour caractères : une augmentation de la concavité du milieu de la plante du pied, une exagération de la saillie sous-métatarsienne; le dos du pied est plus bombé, son extrémité antérieure plus rapprochée du talon, lequel est un peu abaissé; la rangée tarsienne antérieure s'incline en sens inverse, s'abaisse en avant avec le métatarse pour replacer la pointe du pied sur la même ligne que le talon. A ce degré, les mouvements normaux du pied sont peu modifiés; l'adduction est parfois un peu exagérée, une action plus prononcée des adducteurs se trouvant associée à celle du long péronier. L'extension, un peu moins étendue, s'opère surtout par l'abaissement de l'avant-pied, le talon s'élevant moins qu'à l'ordinaire.

Le pied creux dispose au talus, peut-être même au varus. Beaucoup plus rare que le pied plat, il est, comme ce dernier, congénial ou acquis. Mais, hors les cas de paralysies partielles et de contractures, on a encore peu étudié les causes qui le produisent.

II. **Première période du pied-bot congénital.** — La période de formation du pied-bot congénital s'accomplit dans l'utérus; elle échappe à l'observation directe. Cependant la pensée, guidée par l'analogie, peut quelquefois l'atteindre. Un enfant nait avec un *spina bifida,* qui entrave plus ou moins l'action musculaire de la moitié inférieure du corps; plus tard, la contraction inégale des muscles détermine peu à peu des pieds-bots suivant le mécanisme que vous connaissez maintenant. D'autres enfants naissent aussi avec un *spina bifida,* mais ils portent des pieds-bots en venant au monde. N'est-il pas à peu près certain qu'il est arrivé à ces enfants, dans l'utérus, ce qui s'est passé chez le premier hors de l'utérus? que la difformité a été, dans les deux cas, la conséquence de l'action musculaire pervertie par le trouble de l'action nerveuse?

On peut faire le même raisonnement toutes les fois que l'enfant né pied-bot porte, en outre, des marques d'une lésion nerveuse ou musculaire analogue à celles qui produisent cette difformité après la naissance. C'est ainsi que le pied-bot paralytique, lorsqu'il est congénital, doit être attribué aux causes qui le produisent après la naissance.

Cette interprétation acquiert une nouvelle force quand des difformités semblables, des contractures simples ou paralytiques, se répètent dans plusieurs parties du corps, et dans une étendue en rapport avec le siége et l'étendue de la lésion du système nerveux. L'étude des monstruosités encéphaliques a fourni, dans ces derniers temps, des exemples remarquables de ce fait.

Mais le pied-bot peut se montrer, à la naissance, sans traces de lésion primitive du système nerveux ou musculaire. Comment déterminer alors la cause de cette difformité ? Nous entrons dans le champ des hypothèses.

Rudolphi, en 1823, a supposé que le fœtus avait eu des convulsions, et que les mouvements spasmodiques produits par cette affection étaient la cause du plus grand nombre des pieds-bots natifs, comme ils sont la cause d'un certain nombre de pieds-bots acquis (1). Cette idée, développée à l'étranger par divers auteurs, a été reproduite plus tard en France sous le nom de *théorie de la rétraction musculaire convulsive*. Mais d'autres causes que les convulsions peuvent entraîner, avant comme après la naissance, la rupture de l'équilibre musculaire et l'inclinaison du tarse qui constituent les pieds-bots.

Hippocrate expliquait la formation des pieds-bots natifs par la pression de l'utérus sur le fœtus, à laquelle, plus tard, on a ajouté la pression du fœtus sur lui-même. Je ne veux pas donner trop d'importance à cette explication, bien qu'elle ait été soutenue de nos jours par M. le professeur Cruveilhier et par M. F. Martin; mais on ne peut nier que, dans certains cas, la pression des membres du fœtus paraît réellement donner lieu à des inclinaisons permanentes des os, à des raccourcissements musculaires consécutifs.

L'enroulement du cordon ombilical autour de la jambe a été aussi invoqué comme produisant des contractions musculaires

(1) *Grundriss der*, etc., ou *Éléments de physiologie*, tome II, pages 319 et 323, Berlin, 1823.

irrégulières, et par suite, la torsion du pied. Cela semble indiqué par des cas de déviations avec sillons circulaires profonds à diverses hauteurs du membre; ce plâtre vous en offre un bel exemple. D'autres causes produisent, à la vérité, des sillons semblables.

Enfin, on a signalé des cas de pieds-bots natifs déterminés par l'absence congéniale de certains os, de certains muscles du pied. Palletta parle de deux talus produits par l'absence du triceps sural, qu'il n'a observés, à la vérité, que pendant la vie. Sur cette pièce, l'absence congéniale du scaphoïde, du cuboïde et des os cunéiformes a été la cause primitive de l'inclinaison des pieds. Ce sont là, j'en conviens, des cas rares; encore faut-il en tenir compte.

Mais il n'est pas besoin de causes mécaniques ou pathologiques pour rompre l'équilibre du développement musculaire. Une force inconnue dans sa nature, mais démontrée par ses effets, créée avec la vie dans l'acte de la génération, détermine la situation, les proportions des organes qui naissent successivement dans l'embryon. Cette force, qui se lie à l'organisation insaisissable du germe, donne des produits variables suivant son origine. De là, la ressemblance des enfants avec les parents, les dispositions héréditaires, les anomalies transmises dans les familles de génération en génération. Les pieds-bots sont une de ces anomalies. On voit des enfants qui les tiennent de leurs parents. Cela ne veut pas dire que les pères et mères pieds-bots engendrent nécessairement des enfants pieds-bots; et il ne faudrait pas raisonner ici comme ce vannier cité par Brückner, et qui, pied-bot lui-même, et déjà père de trois enfants pieds-bots, accusa sa femme d'infidélité parce qu'il lui vint un quatrième enfant bien conformé (1).

(1) *Loc. cit.*, p. 49.

Ce genre d'hérédité n'est pas plus constant que les autres ressemblances de famille; mais il s'observe trop fréquemment pour qu'on n'y voie qu'une simple coïncidence due au hasard.

Quelles suppositions fera-t-on dans ces cas d'hérédité? On ne peut invoquer constamment l'action d'une maladie convulsive intra-utérine, qui serait l'effet d'une prédisposition héréditaire; il est plus vraisemblable que le pied-bot héréditaire résulte simplement d'un mode de développement du pied qui répète, chez l'enfant, la disposition des organes du parent; les os, les muscles, etc., se sont irrégulièrement développés dès leur première formation.

Mais, s'il en est ainsi, l'analogie conduit à penser que, dans certains cas, sans hérédité, il peut se produire des pieds-bots spontanément par la simple aberration primordiale des forces qui animent le germe.

En résumé, il y a pour moi deux modes principaux de formation du pied-bot congénital. D'une part, il peut être la suite de divers états pathologiques, surtout d'affections du système nerveux; d'autre part, il peut dépendre d'une anomalie de développement primitive, dont la cause réside dans le germe lui-même après sa fécondation.

Au point de vue clinique, on peut s'éclairer sur l'origine du pied-bot natif, non seulement par l'examen du membre et de l'état général de l'enfant, mais encore à l'aide du commémoratif fourni par les parents. Si la mère, durant sa grossesse, a senti tout à coup des mouvements violents du fœtus, si elle-même a éprouvé de vives émotions morales, si l'enfant a, depuis sa naissance, une grande susceptibilité nerveuse, une disposition aux convulsions, on peut présumer, en l'absence d'une cause héréditaire, que le pied-bot a été produit par une affection convulsive intra-utérine.

Si l'exploration des organes et la recherche des antécédents ne font rien découvrir, on est réduit aux conjectures, on ne peut rien affirmer de positif.

Deuxième période du pied-bot. — Vous savez que nous avons rattaché les pieds-bots à quatre groupes; commençons par les *varus*.

Varus. — On en distingue quatre variétés :

1° Le *varus direct*, simple adduction exagérée.

2° Le *varus-équin* ou adduction-extension.

3° Le *varus-talus* ou adduction-flexion.

4° Le *varus-valgus* ou adduction-abduction.

I. *Varus direct.* — Cette forme est rare, surtout dans les déviations congéniales. Elle n'atteint jamais un très haut degré, sans passer à la seconde forme. Voici ses caractères : les deux muscles jambiers, le postérieur surtout, sont raccourcis et tendus; le court péronier latéral est particulièrement allongé et affaibli; le long péronier et l'extenseur des orteils participent aussi à cet allongement. Le pied est dans une forte adduction; son bord externe est arrondi et abaissé, son bord interne concave et relevé; sa pointe se dirige en dedans et la plante regarde dans le même sens, ainsi que le talon; mais celui-ci n'est pas plus élevé qu'à l'ordinaire. Le dos du pied, incliné en dehors, présente une saillie osseuse formée par la tête de l'astragale, et une autre moins prononcée qui appartient à l'extrémité antérieure du calcanéum. Le scaphoïde et le cuboïde, en se portant en dedans, abandonnent en partie les deux premiers os, et laissent ainsi à nu leurs extrémités antérieures. Il en résulte une sorte de rotation de l'avant-pied sur l'arrière-pied. La malléole interne s'efface; l'externe devient plus saillante. Les ligaments dorsaux et externes du pied sont allongés, ceux de son bord interne et de sa face plantaire raccourcis.

Cette difformité change les conditions d'équilibre du corps sur sa base de sustentation. Le pied portant sur le sol principalement par son bord externe, le poids du corps distend les ligaments déjà allongés, tend à accroître la déviation, et la station est moins solide qu'à l'état normal, ce qui expose le sujet à des entorses, à des chutes, et l'empêche d'accomplir une longue marche. Enfin la peau, comprimée douloureusement vis-à-vis la saillie du cinquième métatarsien, se couvre de durillons ; il se développe au-dessous d'elle une bourse muqueuse.

II. *Varus-équin.* — Cette forme est beaucoup plus commune que la précédente. Elle constitue le varus commun ou ordinaire, dans lequel l'extension de l'arrière-pied est une règle tellement générale, qu'on se dispense souvent de dire *varus-équin* et qu'on dit *varus* tout court.

Depuis la simple adduction exagérée, associée à une légère extension, jusqu'au point où le pied est replié sur le côté interne de la jambe, il y a bien des degrés; nous en établirons trois principaux.

Dans le premier, l'avant-pied forme avec l'axe normal du pied un angle obtus.

Dans le deuxième, l'axe de l'avant-pied et celui de la jambe se rencontrent à angle droit.

Dans le troisième, ces mêmes axes forment un angle plus petit que l'angle droit. Le renversement du pied est si considérable que son dos repose sur le sol.

A. *Premier degré.* — Les caractères du premier degré sont ceux que nous venons d'assigner au varus direct, plus ceux qui résultent de l'élévation du talon. Le calcanéum, outre sa rotation en dedans autour de son axe antéro-postérieur et son pivotement autour de son axe vertical, présente une inclinaison qui abaisse son extrémité antérieure; le talon est porté à la fois en dedans et en haut; l'astragale est également abaissé en avant; sa poulie se découvre en partie et se trouve à nu sous les parties molles du coude-pied.

Ce mouvement des os de la rangée postérieure du tarse abaisse non seulement la pointe du pied, mais aussi son bord externe, déjà entraîné en bas par le mouvement d'adduction. Le dos du pied est tourné en avant en même temps qu'en dehors, et sa plante regarde en arrière et en dedans. Dans la station, le poids du corps ne porte que sur la partie antérieure du bord externe et sur le sommet de l'angle qu'il forme avec le calcanéum. Cet angle tend à se fermer davantage; il n'est maintenu que par la rencontre des os et par la résistance des ligaments et des muscles allongés.

B. *Deuxième et troisième degrés.* — Le deuxième degré, auquel je réunis le troisième, est le pied-bot varus par excellence; aussi y insisterai-je plus longuement.

Dans ce deuxième degré, la flexion de l'avant-pied en dedans et en bas, sa rotation de dehors en dedans, sont portées à un tel point, que le pied est à la lettre plié en deux. L'astragale et le calcanéum, malgré leur inclinaison, ont en effet, comme à l'ordinaire, leur grand axe dans un plan assez exactement antéro-postérieur, tandis que le reste du pied a son axe dans un plan transversal, et fait avec la rangée postéro-tarsienne un angle à peu près droit.

Cette déformation si considérable du pied provient des désordres de l'articulation médio-tarsienne. Il s'établit dans cette articulation une véritable luxation, comme l'avait déjà dit Hippocrate, luxation incomplète, il est vrai, sub-luxation, mais enfin changement très réel des rapports articulaires. Ce changement est surtout remarquable dans le scaphoïde; le grand diamètre de cet os, de transversal qu'il est normalement, est devenu antéro-postérieur; sa facette articulaire concave est tournée en dehors; celle qui porte les os cunéiformes est en dedans; son tubercule, ordinairement saillant au bord interne du pied, s'enfonce et disparaît au-dessous de la malléole interne. La plus grande partie de la tête astragalienne est ainsi mise à nu sous les parties molles. Le cuboïde suit ce mouvement; il abandonne presque entièrement la facette du calcanéum, pour s'articuler plus bas et plus en dedans avec cet os.

On comprend aisément le sens et l'étendue du déplacement du scaphoïde, en se rappelant la disposition des muscles jambiers postérieur et antérieur, qui s'insèrent, l'un au scaphoïde et au premier cunéiforme, l'autre à ce dernier os et au premier métatarsien, et qui sont les agents essentiels de la luxation astragalo-scaphoïdienne.

Il est moins facile de déterminer les agens du déplacement du cuboïde. Le poids du corps contribue peut-être à ce déplacement, mais son mouvement doit surtout résulter de ce qu'il est entraîné par les os voisins.

L'angle médio-tarsien se traduit sur le vivant par la saillie de la tête de l'astragale au dos du pied, par celle de l'extrémité antérieure du calcanéum vers son bord externe. On retrouve sur ce bord externe du pied les deux côtés de l'angle, perpendiculaires l'un à l'autre, se rencontrant à l'articulation calcanéo-cuboïdienne. Ces deux côtés sont formés, l'un par le calcanéum, l'autre par le cuboïde et le cinquième métatarsien. Ces deux derniers os sont eux-mêmes un peu coudés l'un sur l'autre, de manière que l'extrémité postérieure du cinquième métatarsien forme une troisième saillie osseuse sur le côté convexe de l'angle médio-tarsien.

Du côté rentrant, cet angle, très distinct sur le squelette, est beaucoup moins marqué sur le vivant; le vide qu'il présente au bord externe est comblé par les parties molles de la plante du pied, et il en résulte une surface triangulaire empiétant plus ou moins sur la face dorsale ou plantaire, et d'une grande importance pour la locomotion, car c'est elle qui constitue la nouvelle base de sustentation.

Mais, quelles que soient les déformations profondes causées par les nouveaux rapports des articulations tarsiennes, elles ne constitueraient pas encore le pied-bot complet, s'il ne venait s'y ajouter l'extension forcée de l'articulation tibio-astragalienne. Le rôle de cette extension dans la production de cette difformité n'a peut-être pas été suffisamment compris.

Quand l'extension vient à agir sur un pied ainsi déformé, voici ce qui arrive : l'avant-pied exécute un quart, un tiers de révolution sur son grand axe, pendant que l'arrière-pied s'incline en avant, se relève en arrière; il en résulte une forte inclinaison en avant du dos du pied, et la plante regarde en arrière.

Si l'extension est très considérable, comme dans le troisième degré, le pied se tourne sens dessus dessous; sa plante regarde directement en haut, et sa face dorsale repose sur le sol. C'est la réunion de l'adduction forcée du pied avec cette extension plus ou moins étendue, qui produit ce qu'on appelle l'*enroulement* du pied. Le mouvement de la poulie astragalienne sur la mortaise péronéo-tibiale peut dépasser, comme celui du scaphoïde, les limites de l'extension normale et constituer de même une subluxation. Le tibia repose alors en arrière sur la face postérieure de l'astragale; il peut même se trouver en rapport avec le calcanéum.

Il résulte de cette extension du pied, s'ajoutant au varus direct, que le talon ne porte plus sur le sol. A la longue, il se forme un autre talon au sommet de l'angle médio-tarsien. Ce talon occupe une étendue plus ou moins grande du bord externe, de la face plantaire et même de la face dorsale du pied. Il répond au cuboïde et à l'extrémité postérieure du cinquième métatarsien, et même, quoique plus rarement, à l'extrémité antérieure du calcanéum et à la tête de l'astragale. La peau de cette région devient épaisse, calleuse; le tissu cellulaire s'épaissit; il s'y développe une véritable bourse muqueuse.

Je n'ai point parlé, jusqu'ici, des os placés au-devant du scaphoïde et du cuboïde. Ils suivent le mouvement de ces derniers. Cependant ils peuvent aussi être attirés par leurs muscles propres, s'incliner en dedans, augmenter ainsi la courbure du pied, en la rendant plus générale, et rapprocher encore davantage le gros orteil du côté interne de la jambe, comme on le voit surtout chez les nouveau-nés. Le pied peut perdre alors complétement sa forme allongée, devenir en quelque sorte circulaire, comme vous en avez un exemple sous les yeux. C'est là le vrai pied-*bot* dans le sens primitif du mot, le pied *rond, tronqué*, *obtus*. Enfin, il y a aussi des déviations des orteils : ils se renversent souvent sur l'avant-pied et passent les uns sur les autres.

Voici plusieurs enfants porteurs de pieds-bots, sur lesquels nous allons examiner ensemble les différents caractères que je viens de vous exposer.

Cette petite fille porte un pied-bot congénial; sa mère nous dit qu'elle s'est beaucoup fatiguée pendant sa grossesse. L'enfant n'a pas éprouvé de convulsions depuis sa naissance; elle est forte et intelligente. Elle avait un pied-bot du deuxième degré, il y a trois ans; la section du tendon d'Achille, faite à cette époque, a transformé ce pied-bot en varus du premier degré. Le pied forme un angle obtus avec la jambe; le talon porte à peine; la base de sustentation est constituée par la partie antérieure du bord externe, sur lequel s'est déjà développée une bourse muqueuse. Remarquez aussi l'atrophie des gastro-cnémiens de ce côté, comparés aux muscles de l'autre jambe. La mère nous dit que la jambe du pied-bot est plus courte que l'autre. Les abducteurs continuent d'agir; il y a de légers mouvements latéraux; mais la flexion et l'extension sont presque abolies, bien qu'il n'y ait pas de paralysie. Le pied est court, ramassé. Dans ce cas, nous ne trouvons pas de cause héréditaire, ni d'autres causes faciles à apprécier.

Voici un garçon porteur d'un léger degré de varus commençant; c'est à peine si le bord externe est courbé; le talon ne porte pas sur le sol. Ce varus n'est pas congénial; il s'est développé après des accès de fièvre suivis d'une paralysie dans laquelle la contractilité électrique est conservée, ainsi que l'a constaté M. Duchenne. De l'autre côté, existe un pied plat pathologique.

Sur cet autre garçon, vous voyez une élévation du talon si considérable, qu'on pourrait placer au-dessous l'épaisseur de deux doigts; c'est presque un simple pied-équin. Il a été primitivement varus, car l'enfant marchait d'abord sur le bord externe. L'autre pied était dans le même état; mais il a guéri seul et il s'est fait un grand développement spontané des péroniers latéraux, ce qui prouve qu'à la naissance il y avait contraction et non rétraction. De l'autre côté, la déviation était plus avancée; il y avait déjà raccourcissement des adducteurs, qui n'ont pas entièrement cédé; le triceps sural a également résisté à ses antagonistes. La peau du talon est fine et douce.

Voici une petite fille qui vous offre le pied-bot classique, presque le deuxième degré. Il est congénial; il y a abaissement de la partie antérieure du calcanéum, extension très marquée dans l'arrière-pied, et grande élévation du talon.

Chez ce garçon, c'est un pied-bot double du premier degré. Cet enfant a subi deux opérations; dans une première, on a coupé quatre tendons, et vous voyez que le résultat est bien imparfait; ce qui prouve que l'opération n'est qu'un adjuvant. Dans la deuxième, on a coupé deux tendons. Il reste encore, malgré cela, un pied-bot du premier degré.

Cette jeune fille, qui est très nerveuse, a un pied-bot double et congénital. Cette enfant, opérée deux fois, à 8 mois et à 4 ans, offre aujourd'hui des formes qu'on peut appeler *artificielles*. M. Duchenne a découvert que, chez elle, l'extenseur des orteils, qui est fléchisseur-abducteur, s'est déplacé et est devenu, comme vous pouvez le voir, fléchisseur-adducteur. C'est un varus direct fait par l'art; le talon porte bien.

Enfin, voici un garçon affligé d'un pied-bot héréditaire double, du deuxième degré au moins. La mère a aussi un double pied-bot. L'enfant appuie sur le bord externe de chaque pied; le talon est relevé. Dès les premières semaines, un chirurgien chercha à redresser ces pieds à l'aide d'attelles de bois; ce traitement, continué jusqu'à l'âge de 2 ans 1/2, a amené des changemens dans la déviation et l'a presque convertie en un simple pied-équin.

Troisième Leçon.

Nous allons commencer cette séance par l'examen d'un certain nombre de femmes d'un âge adulte, et qui ont la plupart des pieds-bots varus, à divers degrés. Chez presque toutes, les déviations résultent de convulsions survenues dès le bas âge; ce sont des pieds-bots acquis.

Mme Etard, 48 ans, a joui d'une bonne santé jusqu'à 25 ans; à cette époque, elle fut atteinte d'un rhumatisme articulaire aigu, qui passa à l'état chronique. Il en est résulté une déformation des membres supérieurs et inférieurs, déformation qui n'empêcha point la marche jusqu'à l'âge de 30 ans. Mais, depuis ce moment, les difformités n'ont fait que s'accroître. Vous voyez, dans le membre supérieur, comme une sub-luxation du cubitus en arrière, conséquence des paralysies et des contractures des muscles de l'avant-bras. Les pieds sont devenus courbes; quand ils portent sur le sol, ils tendent à se renverser en dehors. La paralysie n'est pas complète dans les muscles de la jambe, car il y a encore quelques mouvements latéraux. Les orteils sont deux fois fléchis sur eux-mêmes; la première phalange s'est renversée sur la face dorsale du pied; la seconde et la troisième sont repliées sur la première. C'est une déformation tout à fait comparable à celle des doigts, lorsqu'ils prennent la forme de griffes, suivant l'expression de M. Duchenne. Cet état s'explique, comme à la main, par un excès d'action des extenseurs et des fléchisseurs des orteils, et par l'affaiblissement des muscles interosseux.

Il y a chez cette femme une légère disposition au varus et au pied creux. C'est un exemple de pied-bot produit par une maladie articulaire; mais le poids du corps a dû contribuer à augmenter cette déviation.

Mme Meuriot, 49 ans, est un exemple de pied-bot *équin-varus* à droite, survenu à la suite de convulsions qui ont paru à l'âge de 18 mois. On fit, dès l'âge de 2 ans, une tentative de traitement par l'application d'appareils, mais sans résultat heureux.

Remarquez, chez cette femme, l'élévation considérable du talon et l'abaissement de la pointe du pied, qu'il est presque impossible de relever. Les saillies osseuses sont bien marquées au dos du pied. Les mouvements ne sont conservés que dans les deux premiers orteils, et bien légèrement. On sent encore les muscles de la jambe, mais ils sont déjà bien atrophiés. Le poids du corps tend à augmenter la déviation, parce qu'il ne porte que sur la partie antérieure du bord externe; vous comprenez quelle marche vacillante doit en résulter.

La main n'est pas déformée, parce que la faiblesse musculaire a été égale dans tous les muscles.

Mme Lecouteux, 28 ans, a eu des convulsions à l'âge de 18 mois. Elle porte un pied-bot varus droit et une main-bot du même côté. Vous voyez que, chez cette femme, la déformation existe au membre supérieur comme à l'inférieur. Remarquez la forme arrondie du poignet; la paume de la main s'appuie presque sur l'avant-bras; en cachant pour un moment les doigts, on dirait un pied-bot valgus. Les mouvements sont complétement abolis dans cette main; en sorte que la paralysie porte même sur les muscles qui ont agi avec excès, qui se sont contracturés. Le pied n'a conservé, lui aussi, aucun mouvement. Le gros orteil est dans une extension continue, par suite de la contracture de son long extenseur.

Chez cette femme, la marche n'est pas difficile comme chez la précédente, parce que la base de sustentation est plus en arrière, vers l'articulation médio-tarsienne, qui est très résistante. La marche se fait chez elle comme avec un pilon; aussi y a-t-il dans ce point une grosse callosité.

Mme Doidan, 57 ans, porte un pied-bot équin gauche et une main-bot du même côté. Cette femme assure que ces difformités sont congénitales. Jamais on ne lui a dit qu'elle ait eu des convulsions. Elle a commencé à marcher vers 3 ans 1/2, et déjà la déviation existait. La main, qui est une main-bot valgus, a conservé quelques mouvements; mais, au pied, ils sont abolis; il y a une demi-ankylose des articulations tarso-métatarsiennes, et la marche s'exécute sur la pointe du pied; on voit une large callosité sur la saillie sous-métatarsienne. La locomotion est moins imparfaite que chez les précédentes, en raison de l'inclinaison directe du pied, de la largeur et de la fixité de la base de sustentation qui, bien que réduite, est jusqu'à un certain point normale.

Mme Moysant, 68 ans, est atteinte d'un pied-bot varus-équin, suite d'une fièvre aiguë avec délire survenue à l'âge de 7 ans. La paralysie a été primitivement une paraplégie; mais, avec le temps, le membre droit a recouvré une grande partie de ses mouvements. A gauche, la paralysie a persisté et a produit le varus ordinaire. Cependant l'aspect de ce pied suffit pour affirmer que ce n'est pas un varus congénital, parce que la saillie de l'astragale et du calcanéum est moindre que dans cette dernière espèce de pied-bot. L'extrémité du cinquième métatarsien offre une callosité; le talon n'agit plus; le mouvement d'adduction est exagéré par l'action du jambier antérieur. La sustentation se fait ici comme dans le varus; seulement elle est très pénible en raison de la sensibilité générale du pied et de la faiblesse extrême des muscles : aussi ne voyez-vous pas ici de talon surnuméraire; la peau est restée fine et devient douloureuse dans la station.

Chez cette malade, la rotule ne répond pas exactement à l'intervalle des malléoles, elle se trouve plus en dedans. Il semble que le tibia ait éprouvé une torsion semblable à celle qu'on observe sur une pièce du musée Dupuytren.

Mme Lefèvre, 57 ans. Chez cette femme, nous trouvons un pied-bot varus droit, avec une atrophie du membre supérieur gauche, et, comme antécédents, des convulsions à l'âge de 3 ou 4 mois : c'est une paralysie croisée. Mais le mouvement est revenu en partie dans le membre supérieur, tandis qu'au pied la paralysie est complète; il y a un varus légèrement équin et un certain degré de pied creux. Vous voyez que le bord externe est fortement courbé. Il y a une grande laxité dans les articulations postérieures; elle est beaucoup moindre dans les antérieures. Il n'y a pas de callosités sur ce pied, parce que cette femme ne marche pas.

Étude des éléments anatomiques du pied-bot. — Jusqu'ici, en poursuivant l'étude du pied-bot varus, nous n'avons envisagé le pied que dans son ensemble. Mais, pour avoir une idée complète des transformations qu'il subit, il nous faut le considérer aussi dans ses parties constituantes, et d'abord dans le squelette.

1° *Déformation des os.* — L'astragale est assurément, de tous les os du pied, celui qui subit le plus de déformation dans le varus, comme l'a déjà remarqué M. Cruveilhier. Dans le varus congénital, cette déformation existe déjà à la naissance. Voici des dessins représentant les os du tarse de quatre enfants pieds-bots, morts peu après la naissance; vous serez frappés de la déformation de la tête et du col de l'astragale. Mais il y a divers degrés dans cette déformation.

Dans le premier, on ne voit qu'un léger déplacement de la facette scaphoïdienne, indiqué par un petit rebord qui traverse la tête cartilagineuse, et par l'empiètement de cette facette sur le côté interne du col.

Dans un deuxième degré, la tête n'a déjà plus la même forme; elle est un peu rétrécie et tend à devenir pointue, tandis que dans un os normal, la tête de l'astragale déborde le col.

Enfin, dans un troisième degré, cette tête finit par ne plus former que le sommet mousse de l'éminence conique que représente le col. La facette destinée au scaphoïde est alors entièrement située au côté interne de ce cône; elle s'étend de son sommet à un point très rapproché de sa base.

Plus tard, l'astragale, devenu osseux, perd jusqu'au poli de sa surface, là où le scaphoïde l'a abandonné; ce qui reste de sa tête, du côté externe, devient une sorte de tubérosité saillante et raboteuse. C'est ce qui se voit sur toutes les pièces que vous avez sous les yeux.

En voici deux, néanmoins, qui offrent une disposition différente. Elles proviennent des deux pieds d'un sujet âgé. La tête de l'astragale, au lieu de se partager en deux portions, dont une seule demeure articulaire, est restée articulaire dans toute son étendue; mais elle est portée en totalité en dedans du corps de l'os; de plus, elle est inclinée en dedans par l'obliquité plus grande du col, que le muscle jambier postérieur a dévié au lieu de luxer le scaphoïde. Ce col de l'astragale s'est affaissé, raccourci ; il a cédé plus tôt que les ligamens astragalo-scaphoïdiens.

Il y a une autre disposition exceptionnelle de l'astragale : je vous ai dit que la déviation du pied en dedans se produit dans les articulations médio-tarsienne et calcanéo-astragalienne; mais l'astragale est quelquefois taillé en biseau, comme affaissé du côté interne, de manière que son plan inférieur, tourné en dedans, augmente encore la déviation du calcanéum. L'un des deux pieds que je viens de mettre sous vos yeux en est un exemple.

Voici encore une autre disposition : l'articulation tibio-astragalienne est ordinairement étrangère au mouvement du pied en dedans; quelquefois, pourtant, elle concourt à ce mouvement. En effet, l'astragale, malgré son enclavement dans la mortaise péronéo-tibiale, peut participer au mouvement de rotation du calcanéum; alors ses côtés, inclinés en sens contraire, font effort sur les deux malléoles; toutes ces parties se moulent les unes sur les autres; l'inclinaison de l'astragale devient permanente et s'ajoute à celle du calcanéum pour produire un varus. Blandin a observé un fait de ce genre sur un pied d'enfant.

On voit donc qu'il peut y avoir une triple cause de déviation du pied en dedans.

Le calcanéum, quoique moins déformé que l'astragale, présente des particularités non moins remarquables. Il éprouve une légère augmentation de courbure antéro-postérieure, et, de plus, une torsion résultant d'un effort qui porte sur sa tubérosité. Vous voyez, sur ce pied, que le plus grand diamètre de la tubérosité calcanienne est devenu oblique de haut en bas, de dehors en dedans, et que le calcanéum est comme tordu sur lui-même. L'effort qui a porté sur ce point est souvent indiqué par l'allongement de la substance osseuse, sous forme d'une apophyse styloïde, à l'angle inférieur interne de cette tubérosité.

Les facettes articulaires astragaliennes et cuboïdienne du calcanéum changent de forme et de situation, par l'effet de la rotation de l'os sur son grand axe et de l'inclinaison du cuboïde. La facette cuboïdienne est en partie convertie en tubérosité comme la tête de l'astragale.

Nous avons déjà vu que le calcanéum s'articule quelquefois en arrière avec le tibia ; il peut aussi s'articuler en dedans, par sa petite apophyse, avec la malléole interne, ou bien encore avec le scaphoïde.

Quatrième Leçon.

Les déformations osseuses que nous avons étudiées dans la précédente séance, se déduisent assez facilement des causes mécaniques qui agissent sur le squelette, des pressions, des tractions qu'il supporte de la part des muscles ou par l'influence de la pesanteur, des déplacements qui en sont la suite.

Mais il est une altération du calcanéum qui ne se rattache pas aussi bien aux causes précédentes, et qu'on observe quelquefois dans le varus congénital ; elle consiste dans un développement imparfait de sa grosse tubérosité. A la place du talon, on ne trouve quelquefois qu'un tubercule à peine saillant. On pourrait cependant attribuer encore à l'effet de la pression l'atrophie de cette épiphyse cartilagineuse.

Quant au scaphoïde, je ne noterai que sa petitesse relative, dont ces dessins vous donneront une idée, et le rétrécissement de sa facette astragalienne, qui se prolonge moins du côté de son tubercule interne, devenu postérieur. Son déplacement rend raison de ce dernier changement, comme la compression de l'os explique le premier.

Le cuboïde, les cunéiformes, les os du métatarse et les phalanges, n'éprouvent que des déformations peu importantes ; je ne m'y arrêterai pas.

Toutes ces déformations osseuses sont plus prononcées dans le varus congénial, parce que les os résistent davantage, si le pied-bot ne se produit qu'après leur entière ossification.

Les os de la jambe peuvent participer aux déformations du squelette du pied; je vous en ai cité un exemple qui se voit au musée Dupuytren : sur cette pièce, le tibia paraît avoir éprouvé une torsion, et la rotule, portée en dedans, ne répond plus à l'intervalle des malléoles. On rencontre une disposition semblable sur ces os d'adulte, qui proviennent de ma collection.

2° *Etat des ligaments.* — Après les changements éprouvés par les os du pied, nous arrivons à ceux qui portent sur leurs liens fibreux.

Les ligaments présentent des changements de direction qui peuvent modifier leurs fonctions. Ils sont, en outre, disposés de manière à fixer les os dans leur nouvelle situation. Les plus importants, sous ce rapport, sont ceux qui unissent le calcanéum, l'astragale, le scaphoïde et le cuboïde; tels sont : le ligament interne ou deltoïdien de l'articulation tibio-astragalienne, dont les fibres s'étendent jusqu'au calcanéum et au scaphoïde; les fibres internes propres aux articulations astragalo-scaphoïdienne et astragalo-calcanienne; les ligaments calcanéo-scaphoïdien interne et inférieur; les fibres scaphoïdo-cuboïdiennes; le fort ligament calcanéo-cuboïdien inférieur; enfin les ligaments postérieurs des articulations tibio-tarsienne et astragalo-calcanienne, les expansions des tendons allant d'un os à l'autre, ainsi que les gaînes fibreuses qui renferment les tendons des jambiers antérieur et postérieur, du long fléchisseur des orteils, etc. Voici deux dessins représentant un exemple de varus, où vous pouvez voir les modifications éprouvées par les ligaments.

D'autres altérations viennent encore gêner la mobilité du pied. Il se développe autour des articulations des végétations osseuses; on a rencontré sur les surfaces articulaires elles-mêmes de semblables productions, qui s'engrenaient réciproquement. On voit le cartilage s'user, la lame compacte subjacente se perforer, et enfin le tissu spongieux des surfaces articulaires s'unir et former ankylose.

3° *État des muscles.* — Les altérations qu'offrent les muscles dans le pied-bot portent sur leur longueur, sur leur direction, leur contractilité et leur substance propre.

Le raccourcissement des muscles rétractés offre plusieurs degrés. Il n'y a sous ce rapport qu'une nuance entre la fin de la période de formation du pied-bot accidentel, et les premiers instants du pied-bot confirmé. Le raccourcissement permanent est d'abord peu prononcé.

Certains pieds-bots congénitaux eux-mêmes sont sur la limite des deux périodes; ils semblent encore en voie de formation à l'époque de la naissance, et on peut alors effacer cette difformité par un léger effort de la main; c'est ce qui fait comprendre certains redressements spontanés effectués après la naissance, par le seul effort des muscles, dont les mouvements deviennent plus libres alors que dans l'utérus.

Il ne faut pas oublier qu'il y a deux sortes de raccourcissement musculaire dans le pied-bot.

On a longtemps discuté pour savoir si la rétraction musculaire existait avant ou après l'inclinaison osseuse dans le pied-bot. Les uns ont soutenu, d'après Duverney (1), que la rétraction musculaire, étant le fait primitif, précédait toute altération articulaire ou osseuse; les autres ont dit, avec Scarpa (2), que le raccourcissement des muscles était l'effet du rapprochement de leurs attaches, qu'il était par conséquent consécutif à la torsion du pied.

Mais il faut s'expliquer sur ce qu'on entend par rétraction ou

(1) *Maladies des os*, tome II, c. 3.

(2) Mémoire *sur la torsion congéniale des pieds.*

raccourcissement musculaire. Il y a, en effet, dès l'origine, une contraction plus forte de certains muscles; mais ce n'est pas un raccourcissement permanent. Qu'on appelle cela rétraction, si l'on veut; mais alors il faudra distinguer deux sortes de rétractions : la simple contraction anormale, et la perte de longueur constante des muscles, celle qui les fait résister à la manière des ligaments. Pour moi, je préfère ne donner le nom de *rétraction* qu'à ce dernier état. Or ce raccourcissement permanent ne s'établit qu'à la longue; il ne précède pas nécessairement, comme la contraction simple, les altérations ligamenteuses ou osseuses; il est consécutif à la torsion comme ces dernières.

On voit que les deux doctrines ont à la fois tort et raison, parce qu'elles n'ont pas assez distingué les deux sortes de raccourcissement, la contraction et la rétraction des muscles. Ces deux états sont, à la vérité, généralement associés. Ils se traduisent sur le vivant par des apparences semblables, par la tension, le soulèvement, la dureté des muscles et de leurs tendons, quand on fait effort pour redresser le pied. Mais une force étrangère peut vaincre instantanément la résistance due à la contraction; le muscle rétracté se rompt, au contraire, plutôt que de céder à l'extension. La contraction disparaît par moment; elle cesse pendant le sommeil, par l'effet du chloroforme. La rétraction est invariable dans tous les instants; elle persiste seule sur le cadavre, ce qui fait que le pied-bot y est moins prononcé que sur le vivant.

La rétraction des muscles et celle des ligaments n'existent pas au même degré; la première est presque toujours supérieure à l'autre. Plus le pied-bot est ancien, moins cette différence est prononcée, parce que les articulations sont plus profondément lésées. C'est surtout dans le pied-bot congénial que la rétraction des ligaments est le plus marquée, par rapport à celle des muscles. Au contraire, certains pieds-bots paralytiques ne présentent presque

que la rétraction musculaire. Vous devinez les conséquences qui résultent de toutes ces variétés, pour les effets de la ténotomie.

L'ancienneté du pied-bot, outre qu'elle augmente l'étendue de la rétraction musculaire, accroît encore le nombre des muscles rétractés. On a, en effet, distingué avec raison les muscles primitivement rétractés, qui sont les agents essentiels de la déviation, et les muscles qui ne se rétractent que secondairement par le seul effet du rapprochement de leurs attaches. Les muscles de la plante du pied, par exemple, ainsi que l'aponévrose plantaire, appartiennent généralement à cette dernière catégorie.

Disons un mot des muscles allongés dans le varus. Ils se présentent dans un état de tension dû à cette tendance continuelle des muscles au resserrement qu'on appelle leur *tonicité*. Ils résistent, en vertu de cette force, à la distension qu'ils éprouvent, réagissent comme des ressorts sur les parties auxquelles ils s'insèrent, et produisent des déplacements et des déformations secondaires qui s'ajoutent aux effets immédiats de la rétraction. C'est ainsi que les orteils peuvent être entraînés par leurs longs extenseurs distendus. Sur une des femmes que vous avez vues ici, dans la dernière séance, je vous ai fait remarquer les phalanges des orteils repliées sur elles-mêmes en forme d'S, ce qui était dû en partie à cette influence de la tonicité des muscles distendus.

Des changements singuliers dans la situation et la direction des tendons transforment plus ou moins les fonctions spéciales de certains muscles. Je me bornerai à trois exemples de ce genre.

Le tendon d'Achille ne s'insère plus de la même manière à la tubérosité calcanienne; son attache s'est déplacée par suite de la rotation de cette tubérosité et de son obliquité permanente. Le muscle, qui tend toujours à se diriger en ligne droite, s'est trouvé porté à son côté interne et supérieur, ainsi qu'on le voit sur plusieurs de ces pièces sèches et sur ces dessins. Il en résulte que le triceps sural devient plus adducteur que dans l'état normal, et qu'il tend à augmenter encore la déviation du pied en dedans et le renversement du talon dans ce sens. Le poids du corps doit contribuer avec les muscles à ce déplacement du calcanéum.

Le tendon du jambier antérieur, lorsque le déplacement du scaphoïde est très étendu, est attiré en dedans, et il se réfléchit sur le tibia de manière à perdre en partie son action normale d'adduction; il tend plutôt alors à diminuer la torsion du pied en dedans.

Enfin le long extenseur des orteils, quand le pied se porte en dedans, décrit, par son tendon, une courbe de plus en plus forte, tend à se déplacer au sommet de cette courbe, entraîne sa gaîne fibreuse, se rapproche de l'extenseur du gros orteil, et d'abducteur qu'il était, devient adducteur. Vous avez vu ce muscle relever le bord interne du pied, sur une jeune malade de M. Duchenne; j'avais moi-même observé autrefois ce fait sur une pièce anatomique.

Mais d'autres circonstances modifient plus puissamment encore l'exercice de l'action musculaire dans le varus.

D'abord, la cause même de la difformité peut avoir laissé à sa suite des paralysies plus ou moins étendues. Ces paralysies sont de deux sortes : dans l'une, le mouvement volontaire est seul perdu, les muscles affectés ont conservé leur irritabilité et se contractent sous l'influence de l'électricité; dans l'autre, cette contraction elle-même n'a plus lieu; toute propriété motrice est éteinte dans la fibre musculaire. Ces deux états ont été décrits par M. Duchenne (1), le premier sous le nom de *paralysie cérébrale*, le second sous le nom de *paralysie atrophique de l'enfance*. Ce dernier est la paralysie *spinale* de Marshall Hall.

Mais, de quelque façon que s'exerce, dans l'origine, l'action

(1) *De l'électrisation localisée*, 1855.

musculaire, elle s'affaiblit peu à peu, d'abord dans les muscles allongés, puis dans les muscles raccourcis. Cet affaiblissement musculaire est produit par des circonstances variées, qui toutes dérivent de la difformité elle-même : trop grand rapprochement des attaches pour certains muscles, éloignement trop grand de ces attaches pour d'autres, direction des leviers changée pour la plupart, enfin résistance des articulations devenues peu mobiles par l'excès même de leur mouvement.

Vous comprenez quelle atteinte reçoivent, à la suite de semblables altérations, les fonctions locomotrices. Si des sujets nés pieds-bots marchent avec aisance, même dans l'âge adulte, comme je vous en ai cité des exemples, c'est là l'exception. L'extrémité difforme n'est plus, pour eux, qu'un pilon qu'ils meuvent tout d'une pièce ; la démarche est mal assurée, souvent douloureuse, quand la peau, exposée à des frottements répétés, s'excorie et devient le siége de callosités ; les articulations s'enflamment souvent et condamnent les sujets à une immobilité absolue. On voit même des ulcères rebelles, la carie des os, être amenés par ce vice de conformation.

Une altération plus profonde ajoute encore, avec les années, à l'impotence du membre : c'est la transformation graisseuse des muscles. Cette transformation, d'abord partielle, finit par envahir tout à la fois les muscles allongés et les muscles raccourcis.

On a dit aussi que certains muscles, dans le pied-bot, devenaient fibreux. Je n'en connais pas d'exemple bien constaté. On a pu observer cette apparence sur des monstres, où ces muscles n'avaient peut-être jamais existé et se trouvaient remplacés par du tissu fibreux.

4° *Atrophie générale du membre.* — L'atrophie, l'arrêt de développement qui atteint un membre pied-bot, porte sur toutes les parties de ce membre, os, muscles, vaisseaux, nerfs. Cet état persiste toute la vie et s'aggrave même avec l'âge, surtout pendant la période d'accroissement du corps. La cause de cet arrêt de développement se trouve, tantôt dans un état pathologique antérieur, dans une lésion nerveuse primitive, tantôt principalement dans l'inertie forcée des muscles.

M. Michon rappelait dernièrement, à la Société de chirurgie, un phénomène qui fait bien comprendre l'influence de cette dernière cause : c'est qu'après l'amputation de Chopart ou après l'amputation sus-malléolaire, les muscles de la jambe, n'ayant plus lieu d'exercer leur action, s'atrophient et deviennent graisseux.

Complications du varus. — On trouve le pied-bot associé à d'autres difformités. Celles-ci peuvent être sa cause, comme le spina-bifida, l'absence des os du pied ou de la jambe; ou bien un autre effet d'une même cause, comme la main-bot, produite avec le pied-bot par une affection cérébrale hémiplégique. D'autres fois, il n'y a pas de rapport évident entre les deux difformités; par exemple, dans le cas d'existence simultanée du bec-de-lièvre ou d'une imperforation du rectum et du pied-bot. Ce qu'on peut dire alors, c'est que, par une loi générale, les imperfections tendent à s'associer; aussi le pied-bot est-il très commun dans les monstres, même sans lésion du système nerveux.

III. *Varus-talus.* — Le varus fléchi ou varus-talus est une variété rare, du moins comme difformité primitive. Jamais cette difformité n'atteint un haut degré sans que le varus ou le talus ne devienne prédominant. On la rencontre dans deux circonstances. Ainsi, on la produit quelquefois par un traitement incomplet du varus ordinaire, si le pied vient à être ramené dans la flexion, tout en restant contourné en dedans. Elle peut se produire à la suite de paralysies portant à la fois sur les extenseurs et sur les abducteurs. Ses caractères sont faciles à saisir : le talon est abaissé comme dans le talus; la pointe et la plante du pied sont portées en dedans, le bord externe est abaissé, l'interne relevé, comme dans le varus.

IV. *Varus-valgus.* — Dans le varus-valgus, la pointe du pied est portée en dedans, le talon en dehors, le bord externe est convexe, le bord interne concave. Le pied décrit dans son ensemble la forme d'un S. C'est ce que vous observez sur ce moule qui, vu en arrière, offre l'aspect d'un valgus, tandis que l'avant-pied est dirigé comme dans le varus. Le poids du corps est, chez ce sujet, la seule cause du renversement en dehors du calcanéum, et l'adduction exagérée paraît résulter de la contraction des fléchisseurs des orteils. Presque tous les autres muscles sont, en effet, paralysés. Delpech (1) a déjà fait connaître des cas analogues.

Voici une enfant qui offre un exemple remarquable de ces coïncidences d'un pied-bot avec des vices de conformation multiples, dont je vous parlais il n'y a qu'un instant. Cette enfant est venue au monde avec un bec-de-lièvre et une gueule de loup; de plus, le pied droit est imparfait; les orteils ne sont pas détachés les uns des autres; sauf le gros, ils sont tous réunis et indiqués seulement par un léger sillon. L'absence d'un sillon fait supposer qu'il manque un orteil.

En outre, cette enfant offre, du même côté, un pied-équin à peu près direct. Ce pied est paralysé, et tout le membre est atrophié jusqu'à sa partie supérieure. Une bride très large et très solide, étendue du mollet à la fesse, maintient la jambe fléchie sur la cuisse; à la naissance, il y avait même contact de la cuisse avec le mollet. Deux fois, à six semaines et à 3 mois, on fit une section de la bride, mais sans résultat complet.

A l'âge de 18 mois, on fit, à l'hôpital de la Charité, une nouvelle

(1) *Orthomorphie*, tome I, page 168.

tentative pour diviser la bride, et on coupa en outre le tendon d'Achille.

Le résultat total de toutes ces opérations a été de ramener à un angle obtus la flexion considérable de l'époque de la naissance. De plus, le pied, qui était tourné en dedans et probablement à l'état de varus-équin, est devenu un pied-équin simple.

Depuis quelque temps, un chirurgien orthopédiste imprime fréquemment à ce membre des mouvements avec la main, et il en est résulté jusqu'ici quelque amélioration. L'enfant marche sur la pointe du pied.

Il ne s'est rien passé, durant la grossesse de la mère, qui puisse expliquer ces nombreuses difformités.

Cinquième Leçon.

Pied-bot valgus. — Les valgus ou pied-bots externes sont bien moins fréquents que les varus. Quelquefois on rencontre, d'un côté, un varus et, de l'autre, un valgus, des muscles différents ayant été affectés à droite et à gauche. Vous en voyez un exemple sur ces deux moules qui représentent les jambes d'un sujet atteint de spina-bifida.

Nous distinguerons trois variétés de valgus :

1° Le *valgus direct;* 2° le *valgus-talus;* 3° le *valgus équin*. Les deux premiers sont presque toujours congénitaux, le troisième est ordinairement accidentel. Je réunirai les deux premières variétés dans une seule description, sous le nom de *valgus commun ;* la troisième sera décrite dans les pieds-équins.

Valgus commun. — De même que le varus se complique habituellement de l'extension du pied sur la jambe, le valgus tend généralement à s'associer un certain degré de flexion. Et cela se comprend si l'on fait attention à la réunion naturelle de l'extension à l'adduction, de la flexion à l'abduction, dans l'exécution des mouvements physiologiques.

Les agents musculaires de cette déviation des pieds en dehors sont les antagonistes de ceux qui produisent le varus. Ce sont spécialement le court péronier latéral et le long extenseur des orteils, puis le long péronier ; enfin secondairement, l'extenseur du gros orteil, et le jambier antérieur.

Les muscles allongés sont ceux qui se trouvent raccourcis dans le varus, savoir : le jambier postérieur, le triceps sural, les fléchisseurs des orteils.

Remarquez que deux troncs nerveux distincts, le nerf sciatique poplité externe et le sciatique poplité interne, correspondent à ces deux ordres de muscles affectés; d'où la division des pieds-bots, proposée par M. Bonnet, en pied-bot poplité interne et pied-bot poplité externe, division qui serait bonne, s'il n y avait que des varus et des valgus.

Je décris trois degrés principaux dans le valgus commun. Dans le premier, le pied forme avec son axe normal un angle très obtus; le bord interne porte sur le sol dans toute sa longueur; c'est presque le pied plat de la deuxième espèce. Vous en voyez des exemples sur ces pièces sèches et sur ces moules. Le renversement qui se voit dans le pied plat est ici exagéré ; les saillies de la malléole interne, du côté interne de la tête astragalienne, et du scaphoïde, sont plus prononcées, ainsi que la dépression sous-malléolaire externe. C'est cette déformation qu'on observe souvent chez les jeune apprentis qui travaillent debout ; elle finit par amener un état trés douloureux du pied par la distension des ligaments dans un sens, et par la compression qui a lieu dans le sens opposé.

Les deuxième et troisième degrés ressemblent à un varus retourné. L'angle est encore obtus dans le deuxième degré ; le bout du pied commence à se détacher du sol, et le bord interne appuie surtout par sa partie postérieure. Dans le troisième, l'angle est presque droit, la déformation plus prononcée ; l'avant-pied peut être fléchi sur le côté externe de la jambe, comme il l'est dans le varus sur son côté interne; le bord interne ne pose plus que dans sa région tarsienne.

Examinons le déplacement qu'éprouvent les os du pied dans ce valgus.

L'astragale est à peine modifié dans sa situation. Comme dans le varus, ce n'est que dans des cas exceptionnels qu'il se contourne de manière que sa face inférieure regarde en dehors. Le calcanéum, au contraire, est contourné de manière que la concavité de sa voûte regarde en bas, la partie inférieure du talon en dehors. En outre, le grand axe du calcanéum est oblique, son extrémité antérieure portée en dedans, la postérieure en dehors. Ce déplacement peut être tel qu'il y ait articulation entre le calcanéum et la malléole externe, comme on le voit sur cette pièce. M. Laugier a cité un fait semblable recueilli par M. Marjolin fils.

Le scaphoïde présente une subluxation en dehors et en haut ; il laisse à nu la tête de l'astragale en dedans et en bas. En même temps, il éprouve une rotation qui incline la face dorsale du pied en dedans.

Le cuboïde éprouve aussi une subluxation, mais dans une direction contraire à celle qu'il prend dans le varus.

C'est cette rotation du calcanéum, du scaphoïde et du cuboïde, qui produit celle du pied tout entier.

La conséquence de ces déplacements est, comme dans le varus, la formation d'un angle médio-tarsien. Seulement, ici, le côté saillant est en dedans, le côté rentrant en dehors. Sur le côté saillant, on voit trois éminences osseuses ; l'une est formée par la malléole interne, l'autre, située plus bas, par la tête de l'astragale;

la troisième, moins proéminente, est formée par le tubercule du scaphoïde.

Le côté rentrant présente un creux très profond, qui répond au cuboïde et au calcanéum.

La base de sustentation est triangulaire; un côté est formé par le calcanéum, un autre par le scaphoïde, le premier cunéiforme et le bord interne du métatarse, un troisième par le côté interne de la plante. Cette base de sustentation est bien plus défavorable que celle du varus; aussi la marche est-elle moins assurée et plus pénible que dans celui-ci. La difficulté de la locomotion varie d'ailleurs suivant le degré de renversement du pied. Quand ce renversement est considérable, le sujet ne marche plus que sur le côté interne du calcanéum, du scaphoïde, de l'astragale et même sur la malléole interne.

S'il y a valgus talus, le poids du corps porte principalement sur le talon, qui fournit un point d'appui plus solide; mais l'avant-pied devient presque inutile pour la sustentation.

La face plantaire est ordinairement aplatie dans le valgus. Les muscles abducteurs et fléchisseurs ont une tendance à aplatir le pied en l'élargissant. Cependant j'ai vu le contraire.

Je vous ai parlé de l'absence congéniale de quelques os dans certains pieds-bots; or une coïncidence remarquable s'observe sur presque toutes les pièces de valgus que je vous montre; il y manque un ou deux orteils, et ce sont ceux du côté externe; dans un de ces cas, il n'y a pas de péroné. Il existe certainement un rapport entre l'absence de ces os et la déviation du pied; on peut comprendre que les muscles du côté externe du membre n'ayant pas trouvé la même résistance que ceux du côté interne, ont entraîné le pied dans leur sens.

Tout ce que j'ai dit des déformations osseuses, des changements subis par les ligaments et les muscles, dans le varus, s'applique également au valgus. Il faut seulement tenir compte de la direction opposée de la déviation.

L'ankylose ne paraît pas très rare dans le valgus; vous en voyez ici plusieurs exemples.

Pied-équin. — Les pieds-équins sont les plus communs des pieds-bots accidentels, et les plus rares des pieds-bots congénitaux. Je parle de l'équinisme pur ou dominant, et non de l'équinisme accessoire qui accompagne presque tous les varus de naissance. Delpech, qui avait reconnu ce dernier fait, en avait conclu que le varus congénital n'était d'abord qu'un pied-équin se compliquant plus tard de déviation en dedans. Cette opinion ne repose sur aucune preuve.

Une cause fréquente du pied-équin accidentel est la formation d'abcès, d'ulcères au mollet, produisant la rétraction du triceps sural.

Les principales variétés du pied-équin sont : 1° le pied-équin direct; 2° le pied-équin varus; 3° le pied-équin valgus, que je réunis au valgus-équin.

Suivant la forme et la direction de l'avant-pied, le pied-équin est encore dorsal ou plantaire, plat ou creux.

I. *Pieds-équins en général;—pied-équin direct.*— Le caractère général des pieds-équins est l'extension de l'articulation tibio-astragalienne par la rétraction du triceps sural seul ou associé au long péronier, plus rarement à d'autres muscles.

Cette extension offre divers degrés dépendant de l'étendue du raccourcissement musculaire. J'en distinguerai trois principaux :

A. 1er *degré.* — Dans un premier degré, la flexion du pied sur la jambe est seulement bornée; elle atteint l'angle droit ou un angle très voisin du droit, mais ne le dépasse pas. Le pied est d'ailleurs bien conformé; on ne s'aperçoit pas de ce léger défaut dans la station simple, la jambe étant dans une direction verticale; toute la plante du pied pose sur le sol; le talon est à peine soulevé. Mais, dans la marche, la jambe ne peut accomplir en entier son mouvement d'arc de cercle d'arrière en avant sur l'astragale; le talon est presque continuellement soulevé; les sujets atteints de cette déviation ne peuvent poser le pied à plat en gravissant un plan ascendant; le tendon d'Achille est fortement tendu dans tous ces efforts de flexion, de même que dans ceux qu'on exécute avec la main. Sa résistance est insurmontable, et sa distension forcée est souvent même accompagnée de douleur.

B. 2e *et* 3e *degrés*.— Le 2e degré du pied-équin est caractérisé par le soulèvement continuel du talon dans la station, par l'extension permanente du pied, qui forme avec la jambe un angle obtus.

Dans le troisième degré, cet angle est complétement effacé, l'axe du pied est dans la direction de l'axe de la jambe; le talon est encore plus élevé au-dessus du sol.

L'astragale s'abaisse en avant dans les deuxième et troisième degrés, comme nous avons vu qu'il s'abaisse dans le varus commun. Mais, dans le troisième degré, l'inclinaison de cet os est portée encore plus loin; son axe devient presque vertical et sa tête regarde presque directement en bas. Sa poulie, en grande partie découverte, fait saillie au-dessous du tibia.

Il semblerait que le calcanéum dût toujours suivre simplement l'astragale dans son déplacement. Cela se passe ainsi quelquefois; mais, le plus souvent, le calcanéum concourt de deux manières à l'extension du pied. D'une part, il s'abaisse avec l'astragale; le talon se rapproche de la jambe; la peau se plisse en travers, au niveau du tendon d'Achille; la facette cuboïdienne se dirige en bas, comme la tête de l'astragale. Mais, d'une autre part, il se produit dans l'articulation calcanéo-astragalienne un mouvement singulier, qui donne au calcanéum une situation un peu différente de celle de l'astragale. Les facettes réciproques de l'astragale et du calcanéum s'inclinent en avant ; le calcanéum est comme écrasé à sa partie antérieure. Il résulte de ce nouveau mode de jonction des deux os, très apparent sur ces pièces, que leurs axes forment un angle plus ouvert au lieu d'approcher du parallélisme normal, que le calcanéum est moins dévié en bas que l'astragale, moins relevé en arrière; qu'en un mot, il participe moins que l'astragale à l'extension exagérée du pied. Le poids du corps tombant obliquement sur la partie antérieure du calcanéum, produit sans doute ce changement en affaissant peu à peu cette partie de l'os et en lui donnant une coupe plus oblique. Suivant la résistance du calcanéum à cet affaissement, son parallélisme avec l'astragale est plus ou moins conservé ; de là les variétés qu'on observe sur ces moules. Le talon est élevé, sur les uns, en proportion de l'extension du pied, et non sur les autres, le calcanéum étant, sur les premiers, à peu près vertical comme l'astragale, et se rapprochant davantage, dans les seconds, de la position horizontale. Voici une pièce sur laquelle le déplacement de l'astragale par rapport au calcanéum a été porté si loin, que les axes de ces deux os forment presque un angle droit, et que la face inférieure de l'astragale s'articule avec la face antérieure du calcanéum.

Dans les degrés extrêmes d'extension, le calcanéum peut se trouver en contact, non seulement avec le tibia, mais encore avec le péroné. M. Chassaignac l'a vu articulé avec la partie postérieure du péroné, et nous observons la même disposition sur une de nos pièces; on y voit l'astragale, chassé en avant, en partie luxé sur le calcanéum, dont la facette supéro-postérieure répond en arrière aux os de la jambe.

Le reste du pied ne présente quelquefois aucun signe de déformation, comme vous le voyez sur ce moule. Son aspect ne diffère pas de celui d'un pied normal qui serait constamment soulevé sur la pointe, c'est-à-dire, qui poserait uniquement sur les orteils et sur les têtes des métatarsiens; c'est ce qu'on peut appeler le *pied-équin simple.*

Mais, pour peu que la rétraction soit ancienne, elle entraîne d'autres changements dans le reste du pied.

L'articulation médio-tarsienne s'infléchit à la longue vers la plante. Le scaphoïde est porté en bas, au delà du mouvement que lui imprime déjà dans ce sens l'inclinaison de l'astragale; la tête astragalienne se trouve à nu au dos du pied; vous voyez la saillie qu'elle fait sur tous ces cas de pieds-équins. Voici un moule où cette saillie est tellement prononcée, que la luxation semble complète.

Le cuboïde s'incline de la même manière sur le calcanéum.

Il y a donc ordinairement, dans le pied-équin, un angle médio-tarsien comme dans le varus et le valgus, mais autrement dirigé. Son côté saillant répond directement en haut, à la tête de l'astragale; le côté rentrant, en exagérant la concavité de la plante du pied, lui donne l'aspect du pied creux. Aussi le pied-équin est-il habituellement un pied creux. Le long péronier paraît être l'agent principal de cette déformation; ce muscle étendant son action jusqu'au métatarse, il en résulte que cette partie du pied participe aussi, quoique légèrement, à la courbure de la région tarso-métatarsienne.

Passons aux changements de direction des orteils. Ils se rapportent à deux dispositions. Dans la plus commune, les orteils se relèvent par l'action de leurs extenseurs, aidée par la pression du sol; ils se renversent plus ou moins sur le métatarse; la région métatarso-phalangienne est donc courbée en sens inverse de l'inflexion médio-tarsienne. A la concavité exagérée de la plante, en arrière, succède l'exagération de sa convexité en avant. Le pied, vu de côté, offre alors la forme d'une S. C'est cette partie antérieure, fortement convexe et saillante, qui constitue essentiellement la nouvelle base de sustentation. Le talon antérieur sous-métatarsien supplée au talon normal. La peau et le tissu cellulaire de cette région s'organisent en conséquence.

Les orteils, posant par leur face inférieure et fortement appliqués au sol par les petits muscles de la plante du pied, agrandissent en avant cette base de sustentation. Vous les voyez, sur ces moules, étalés, aplatis, élargis par l'effet de la pression.

Le pied prend ainsi une configuration particulière ; il est large à son extrémité, ramassé, arrondi ; c'est cette disposition, plutôt encore que l'élévation du talon, qui l'a fait, dans l'origine, comparer à un pied de cheval. Pline le naturaliste avait dit des habitants de certaines îles qu'ils passaient pour avoir des pieds de cheval, ce qui les avait fait nommer *hippopodes, equinis pedibus homines.* A l'exemple de Pline, Andry, dans son *Orthopédie*, n'a entendu désigner par le nom de *pied-équin* qu'une forme particulière du pied. Il ne fait pas même mention de l'élévation du talon, dont il traite dans un autre article.

Des déviations particulières des orteils peuvent se joindre à cette forme commune de pied-équin. La plus fréquente est l'extension forcée de la première phalange du gros orteil avec flexion de la seconde. Quand plusieurs orteils ont cette forme, cela produit l'apparence de griffes, comme dans la déviation analogue des doigts.

Le pied-équin direct est *plantaire,* dans cette première disposition des orteils, comme le pied-équin *simple.* Comment est-il maintenu dans cette situation ? C'est par l'effet d'un *consensus* entre le triceps sural et le long péronier ; c'est le résultat d'une égalité d'action entre ces deux muscles. J'adopte pleinement ici les vues exposées récemment par M. Duchenne, dans la première partie de son mémoire sur les muscles moteurs du pied. Le triceps sural fait porter le pied sur le côté externe de la saillie sous-métatarsienne ; le long péronier a pour fonction spéciale d'abaisser et de tourner un peu en dehors le premier métatarsien et les os qui le supportent; c'est presque la seule extension qu'il produise, car il n'agit que très faiblement sur le talon. Il corrige donc l'obliquité d'action du triceps sural et fait appuyer le côté interne de la saillie sous-métatarsienne, comme le triceps son côté externe; d'où la sustentation directe du corps.

Dans la seconde disposition des orteils, qui est exceptionnelle, toute la région métatarso-phalangienne est courbée vers la plante, le pied tout entier est roulé de haut en bas sur lui-même, il y a une concavité générale du talon à la pointe; ce n'est plus le pied creux du long péronier, c'est le pied creux des fléchisseurs des orteils. On peut l'appeler *pied-équin enroulé,* ou encore *pied-équin dorsal,* parce que c'est le dos du pied, vers son extrémité, qui pose sur le sol. On l'a appelé par la même raison *pied-équin en dessous.*

Cette forme de pied-équin dorsal est rarement directe, mais elle est fréquemment compliquée de varus; elle peut l'être de valgus postérieur. Elle rend ordinairement la station et la locomotion fort difficiles.

Si les fléchisseurs des orteils ne l'emportent pas assez sur le long péronier pour empêcher la sustentation sur les têtes du métatarse, il peut arriver qu'ils se bornent à recourber l'extrémité des orteils, qui ne sont plus relevés par les extenseurs. L'extrémité des dernières phalanges est alors pressée sur le sol, au point que les ongles en sont usés et raccourcis.

II. *Pied-équin varus.*— C'est un pied-bot dans lequel, l'extension étant le caractère dominant, la pointe du pied et sa plante sont, en outre, plus ou moins déviés en dedans. Il résulte, dans son plus léger degré, de la rétraction isolée du triceps sural; dans un degré plus avancé, la rétraction de ce muscle est augmentée de celle du jambier postérieur et des fléchisseurs des orteils.

Ses caractères se composent de ceux du pied-équin et du varus au premier degré. La base de sustentation est beaucoup plus défavorable que dans l'équin direct plantaire, les orteils se trouvant refoulés et même luxés.

Certains pieds-bots sont à la fois équins-varus et varus-équins, suivant qu'ils sont abandonnés à eux-mêmes ou pressés par le poids du corps. Voici un cas de ce genre, qui était en même temps valgus postérieur : ce plâtre représente un équin-varus, parce que le pied a été moulé dans la position horizontale. Quand le corps était dans la station verticale, le pied se pliait en deux entre les deux rangées du tarse, et devenait un varus-équin ; sa pointe regardait directement en dedans et en arrière ; le poids du corps reposait sur le talon supplémentaire, qu'on voit, du côté externe, à la face dorsale. Le talon, déjà un peu tourné en dehors dans la première attitude du membre, se renversait encore davantage, comme dans le valgus, en sorte que ce pied-bot est un véritable équin-varus-valgus.

III. Le *pied-équin valgus* et le *valgus équin*, dont il me reste à vous parler, offrent la réunion de l'extension et de l'abduction. Le long péronier ne peut seul produire ces formes de pieds-bots, parce que, seul, il ne peut pas soutenir le talon élevé. Il faut la participation du triceps sural pour que l'équinisme ait lieu. L'abduction qui s'y ajoute peut résulter de la seule action du poids du corps, quand les adducteurs n'ont pas assez de force pour soutenir les articulations du côté interne. Cette abduction est plus souvent l'effet de la rétraction des muscles abducteurs, associée à celle du triceps sural.

Il suffit, pour se faire une idée des caractères de l'équin-valgus et du valgus-équin, de combiner les caractères de l'équin et du valgus.

Pour terminer, nous allons examiner trois enfants atteints, les deux premiers, de pieds-équins, le dernier de valgus.

Chez le premier, il serait survenu, à l'age de 4 ans, une hémiplégie incomplète à gauche, sans causes apparentes. C'est depuis lors que son pied a pris la forme d'un pied équin. Remarquez comme le talon est élevé; cela fait croire, au premier abord, à un grand raccourcissement des muscles du mollet; mais que l'enfant essaie d'appuyer complétement le pied sur le sol, vous voyez disparaître aussitôt ce raccourcissement; le pied devient alors légèrement valgus et pied plat. C'est donc un cas de rétraction légère accompagnée d'une forte contraction anormale. Ainsi, sur le même pied, nous trouvons un pied-équin à peu près direct, quand l'enfant marche; un valgus, quand il appuie à terre; et enfin, quand la jambe est soulevée, il y a un équin légèrement varus. Le triceps sural a plus d'action que le long péronier latéral; le bord externe est abaissé; les muscles antérieurs agissent à peine, mais les mouvements d'adduction et d'abduction sont assez sensibles. Quant aux orteils, vous voyez une rétraction très forte du premier orteil, qui, néanmoins, cède assez facilement. L'enfant marche en partie sur les orteils, dont les ongles sont usés.

Sur cet autre garçon, atteint aussi, il y a quelques années, d'une hémiplégie gauche, la main ne conserve aujourd'hui qu'un peu de faiblesse musculaire; mais le pied offre un léger équinisme. Il est susceptible des mêmes remarques que le précédent, mais c'est un cas beaucoup moins prononcé.

Le troisième malade est une petite fille de 3 ans, dont le système nerveux est resté profondément ébranlé à la suite d'une maladie convulsive intra-utérine, ou survenue dans la première année; nous manquons de renseignements certains. On remarque un affaiblissement général de l'innervation; le crâne est très petit, déprimé, l'intelligence en partie détruite. Il y a chez elle plusieurs rétractions musculaires. Ainsi les fléchisseurs des genoux l'emportent sur leurs extenseurs, et le membre s'étend avec peine. Aux pieds, nous trouvons des valgus légèrement équins. Mais la plante du pied, chez cette enfant, a conservé sa concavité habituelle, ce qui indique le peu d'influence qu'a eue le long péronier.

Il y a une forte tension dans le long extenseur commun, dans le court péronier et dans le triceps sural, presque pas d'action dans le jambier antérieur, et fort peu d'adduction volontaire.

Remarquez qu'il y a encore ici plutôt contraction que rétraction permanente. On fait céder assez facilement les muscles en apparence rétractés, et la déviation s'efface en grande partie. Elle se reproduit ensuite à un haut degré par la contraction involontaire des muscles prédominants, et l'on observe alors tous les caractères d'un valgus très prononcé : saillie du côté interne de l'astragale, déviation de la pointe du pied en dehors, renversement de la plante, concavité du bord externe, dépression sous-malléolaire près de ce bord, etc.

Sixième Leçon.

Talus. — Jusqu'ici, je vous ai décrit trois groupes de déviations du pied, les déviations en dedans, en dehors et en bas.

Aujourd'hui, nous allons étudier la déviation en haut, ou pied-bot *talus.*

C'est la plus rare des déviations des pieds. Cependant le valgus congénital est presque toujours en même temps talus ; la flexion y est même dominante ; mais le talus accidentel est beaucoup moins fréquent que le valgus.

Les variétés du talus qui vont nous occuper sont : 1° le talus direct, 2° le talus valgus, 3° le talus pied creux.

I. *Talus direct, — talus commun.* — Le talus direct est extrêmement rare ; je ne le crois pas impossible comme l'a dit M. Bonnet. Il est d'ailleurs des cas qui approchent tellement du talus pur, que c'est à peine s'ils méritent le nom de talus-valgus. On voit sur cette planche de M. Little un exemple de talus direct, le plus concluant que je connaisse; l'auteur dit formellement que le bord externe du pied n'était pas relevé; seulement, il a omis d'indiquer la direction du talon (1).

En général, un certain degré de valgus se joint donc au talus, comme dans le cas publié par M. Scoutetten en 1838, comme dans celui que j'ai décrit, la même année, dans le *Bulletin de l'Académie de médecine*, comme dans les exemples qui sont sous vos yeux. C'est là le talus commun.

Ce talus commun nous offre à considérer plusieurs degrés.

A. *Premier degré.* — Dans un premier degré, la pointe du pied ne peut pas s'abaisser au-delà de l'angle droit, l'extension est limitée, tandis que la flexion est plus étendue que dans l'état normal. Le corps ne peut être soulevé sur la pointe du pied, et le talon pose bien plus que celle-ci dans la marche. Les tendons des fléchisseurs se soulèvent et se tendent quand on s'efforce d'abaisser la pointe du pied; le tendon d'Achille est relâché et peu saillant.

B. *Deuxième et troisième degrés.* — Dans un deuxième degré, la flexion du pied sur la jambe produit un angle moindre que l'angle droit. Enfin, dans le troisième degré, cet angle devient si aigu que l'axe du pied est bien près d'être parallèle à l'axe de la jambe.

Ces deux derniers degrés résultent d'un affaiblissement du triceps sural et d'une forte rétraction des fléchisseurs du pied. Il s'y joint un certain degré d'abduction dû à plusieurs causes, à savoir : le poids du corps, la prédominance d'action de l'extenseur des orteils sur le jambier antérieur, et enfin la rétraction du court péronier latéral s'ajoutant à celle des fléchisseurs.

L'articulation tibio-astragalienne est le siége essentiel de la

(1) W. J. Little, *On the*, etc., ou *Traité du pied-bot*, p. 263, Londres, 1839.

déviation. L'astragale s'enfonce d'avant en arrière sous la mortaise tibiale, il y cache une partie de son col. Sa poulie abandonne le tibia en arrière et reste en partie à découvert sous les ligaments et les tendons de la région postérieure. Ce déplacement peut aller jusqu'à constituer une subluxation de l'astragale en arrière.

Le calcanéum suit le mouvement de l'astragale. Ces deux os, relevés en avant, prennent une direction oblique, approchant de la verticale, comme dans le pied-équin, mais dans un sens opposé. Dans les cas anciens, il se fait, en outre, un commencement de subluxation du calcanéum sur l'astragale, comme on le voit sur cette pièce de talus-pied creux. La facette postérieure du calcanéum est en partie à nu derrière l'astragale, et les axes des deux os forment un angle ouvert en arrière, comme dans certains cas de pied-équin, quoique par une cause agissant dans un sens opposé.

Par suite du double déplacement de l'astragale et du calcanéum, le talon n'est plus saillant au-delà du tibia ; il est reporté en dessous de la jambe, à laquelle il fait suite, et qu'il termine comme l'extrémité d'un pilon. Au lieu d'appuyer par son plan inférieur, la tubérosité calcanienne pose sur le sol par sa partie inféro-postérieure, dans le point qui donne attache au tendon d'Achille ; c'est à cet espace étroit que se réduit la base de sustentation. De là le nom de *calcanien* qu'on a donné à ce pied-bot (Scoutetten, Little).

L'avant-pied ne fait guère que suivre la direction de l'astragale et du calcanéum ; cependant il se manifeste un léger mouvement de bas en haut qui diminue l'angle médio-tarsien et la courbure naturelle du pied. Il peut même se produire une faible convexité à la plante du pied. C'est ce qui a eu lieu sur cette pièce de talus, dans un cas où, à la vérité, il manquait plusieurs os du tarse, ce qui a beaucoup diminué la résistance de la voûte tarsienne.

Les os sont primitivement moins altérés dans le talus que dans les autres pieds-bots, et surtout que dans le varus. Voici un dessin qui représente en regard les os du tarse d'un enfant de 6 semaines, qui portait un varus au pied droit, un talus au pied gauche ; les os du talus ne diffèrent pas sensiblement de l'état normal ; ceux du varus sont très notablement déformés. Toutefois la forme des os se modifie également à la longue. Ainsi, ce calcanéum d'adulte n'a plus sa figure normale ; sa grosse tubérosité s'est déprimée dans le haut, sans doute par suite de son inclinaison et de la pression du tendon d'Achille ; tout l'os paraît allongé et se termine en arrière par une extrémité conique.

De la flexion générale du pied sur la jambe, de l'abduction légère qui s'y joint, dérivent les caractères extérieurs du talus commun. La pointe du pied est plus ou moins élevée au-dessus du sol, plus ou moins rapprochée de la jambe ; elle peut être plus ou moins déviée en dehors. La région du talon est aplatie ; à peine sent-on le tendon d'Achille ; c'est peut-être un cas de ce genre que Palletta a pris pour une absence complète de ce tendon. La face plantaire est allongée ; la face dorsale, plus courte, se rapproche du côté antéro-externe de la jambe. Elle lui est même souvent accolée à la naissance ; mais cet excès de flexion disparaît de lui-même dès les premières semaines. Enfin, la direction, la forme des bords du pied sont déterminées par le degré de valgus qui complique le talus.

On comprend que, dans le talus commun à un haut degré, l'étroitesse de la base de sustentation gêne beaucoup la locomotion, qui est mal assurée.

II. *Talus pied creux.* — Le talus pied creux n'est qu'un demi-talus ; c'est-à-dire qu'en arrière, existe la disposition du talon que nous venons de décrire ; en avant, au contraire, l'avant-pied, au lieu de suivre la direction de l'astragale et du calcanéum, se replie en bas et ramène la pointe du pied sur le sol. De là l'exagération de la concavité plantaire, le *pied creux* ajouté au talus.

Je ne connais pas d'exemple de talus pied creux congénital; mais il pourrait s'en présenter.

Cette forme de pied-bot s'est montrée jusqu'ici liée à la paralysie ou à un affaiblissement extrême du triceps sural, et à la rétraction concomitante des fléchisseurs du pied et du long péronier ou des longs fléchisseurs des orteils.

Pourquoi se produit-il tantôt un talus droit, tantôt un talus creux? M. Duchenne a donné la raison de ce fait; dans le talus droit, il n'y a pas paralysie du triceps. Voici trois moules provenant de sujets que j'ai connus moi-même; chez aucun d'eux, il n'existait de paralysie du triceps, mais seulement une moindre résistance de ce muscle, accompagnée d'un spasme très prononcé des fléchisseurs du pied. Dans le talus creux, au contraire, la paralysie existant toujours, il suffit, pour l'emporter sur le triceps, d'une légère rétraction des fléchisseurs du pied, qui ne résistent alors que très faiblement aux fléchisseurs de l'avant-pied.

Ces derniers muscles sont sollicités à agir par deux causes; d'une part par la volonté, d'autre part, parce que leur contraction est provoquée par la tension que leur imprime la flexion de la rangée postéro-tarsienne. C'est ce que vous saisirez aisément, en jetant un coup d'œil sur ces muscles artificiels adaptés à un membre de squelette par M. le docteur Duchenne.

Les muscles de la plante du pied et l'aponévrose plantaire se raccourcissent consécutivement dans le talus pied creux. Je pense, avec M. Duchenne, que leur rétraction n'est point primitive.

Les caractères extérieurs du talus pied creux médio-tarsien, ou du long péronier, sont ceux du talus commun, dans la région du talon, et du pied creux, dans la région antérieure du pied. Cette dernière déformation est tout à fait semblable au pied creux que l'on observe dans le pied-équin commun. L'identité est telle, dans les deux cas, qu'on distingue à peine les squelettes de ces deux espèces de pieds-bots, placés l'un à côté de l'autre; ils ne différent que par la manière dont ils se joignent aux os de la jambe. Seulement, dans le talus pied creux entier, on remarque un pli profond à la plante, et la saillie sous-métatarsienne est moins prononcée que dans le pied-équin.

L'exagération de la voussure tarsienne finit par déformer les os, comme dans le pied-équin. On voit, sur cette pièce, le scaphoïde et le cuboïde amincis du côté de la plante et taillés en forme de coin, comme les pièces d'une voûte.

L'autre espèce de talus pied creux, celui des fléchisseurs des orteils, présente, comme la variété correspondante de pied-équin, une concavité plantaire moins prononcée et générale, avec effacement de la saillie sous-métatarsienne, et une courbure uniforme de la face dorsale. De plus, le bord interne du pied est un peu relevé comme dans un léger varus, parce que les longs fléchisseurs des orteils sont en même temps adducteurs. Le pied creux du long péronier présente une disposition contraire.

Les orteils peuvent être diversement déviés dans le talus. Ils offrent la forme de griffe dans le talus pied creux, quand les muscles interosseux sont paralysés. Ils sont droits ou relevés vers le dos du pied, lorsque ces muscles sont sains.

La sustentation est plus assurée dans le talus pied creux que dans les autres formes de pied-bot. Les fonctions du membre sont cependant plus ou moins lésées par la paralysie du triceps sural.

Je n'ai distingué que deux sortes de talus pied creux, suivant que la courbure exagérée du pied est produite par le long péronier ou les longs fléchisseurs des orteils; mais il en existe une troisième, dans laquelle les trois muscles sont associés. C'est ce qu'on peut appeler le *talus pied creux direct*.

Voici un jeune garçon qui vous montre un exemple de cette dernière variété. Cette déviation est la conséquence de convulsions survenues à l'âge de 18 mois, et suivies de la paralysie du triceps sural. Vous voyez que le talon ne se relève pas ; j'ai constaté moi-même que l'électricité n'a pas d'action sur le muscle paralysé. Il y a un pli très profond à la plante, et un grand élargissement du talon. Il ne paraît pas, aujourd'hui, y avoir de valgus avec cette déviation ; mais cette complication existait primitivement ; sa disparition est due au traitement mécanique que l'enfant subit depuis un an. La base de sustentation se fait sur toute la plante, les orteils ne présentent point de griffes, le fléchisseur des orteils agit fortement, ainsi que le long péronier ; il en résulte que le pied n'est ni relevé, ni abaissé à son bord interne, comme cela a lieu dans la rétraction isolée de chacun de ces muscles.

DIAGNOSTIC DIFFÉRENTIEL DU PIED-BOT. — Il semble tout d'abord que le diagnostic des pieds-bots ne peut présenter aucune difficulté ; c'est une difformité qui frappe les yeux.

Cependant la vue peut tromper en pareil cas, et le diagnostic différentiel de ces déviations des pieds mérite que nous nous y arrêtions quelques instants.

Quand la déviation passe les limites des mouvements physiologiques et qu'elle va jusqu'à la subluxation, nul doute que la vue suffise pour la reconnaître. Mais il n'en est pas de même quand elle consiste en une simple attitude exagérée, tout à fait semblable à celles qui se produisent dans les mouvements physiologiques.

La déviation peut être simulée ; on a vu des conscrits feindre le pied-bot, et la vue ne suffit pas pour déjouer cette manœuvre. La difformité peut aussi dépendre de causes pathologiques, d'une simple contraction involontaire, temporaire, liée à la circonstance qui l'a fait naître, au lieu de représenter un état permanent, local.

Au commencement de ma pratique, je fus appelé dans une famille pour une jeune fille qui marchait sur la pointe du pied ; je crus avoir affaire à un pied-équin, mais un de mes maîtres que j'avais appelé en consultation diagnostiqua une maladie de la moelle, et il se trouva avoir raison.

Une autre fois, je fus consulté, avec un de mes collègues des hôpitaux, par une dame qui trouvait quelque chose d'insolite dans la démarche de sa fille. Notre diagnostic fut négatif; plus tard, nous trouvâmes sur la jeune fille un abcès par congestion.

La contracture hystérique, la contracture rhumatismale, la contracture aiguë des enfants, des nourrices, etc., pourraient en imposer de la même manière. C'est surtout par l'ensemble des symptômes, et en observant la marche de ces affections, qu'on distinguera leur effet local du vrai pied-bot.

Même quand le mal est borné au pied, et que l'enfant l'apporte en naissant, il peut n'être qu'une contracture passagère, comme on le voit après certains accès d'éclampsie.

Il faut, dans tous ces cas, s'attacher à distinguer la contraction de la rétraction.

On déterminera avec soin à quel moment de sa formation se trouve le pied-bot, s'il présente un mélange de contraction et de rétraction, à quel degré la rétraction proprement dite est parvenue.

On devra ensuite passer en revue tous les éléments qui constituent le pied-bot. Ainsi, il faudra explorer l'état de la contractilité des différents muscles, l'état de leur nutrition; s'assurer de la conformation des os accessibles à la vue et au toucher, et déterminer la situation de chacun d'eux; reconnaître les déviations composées; examiner enfin le pied sous toutes ses faces et dans les positions diverses du membre.

Puis on appréciera la disposition des articulations, leur degré de mobilité, les rapports de leurs surfaces.

Le membre inférieur tout entier doit être lui-même l'objet d'un examen particulier.

On a, en effet, à constater quelles sont la conformation, la direction des os de la jambe et de la cuisse, leur longueur comparée à celle de l'autre membre, la force et la disposition des muscles qui les meuvent. On verra si la situation des malléoles répond à celle des condyles du fémur, si le genou n'est point fléchi, étendu, dévié d'une manière permanente, si l'articulation de la hanche est dans l'état normal.

TRAITEMENT DU PIED-BOT.

Jusqu'ici, nous n'avons envisagé le pied-bot que comme un objet d'histoire naturelle, que sous le rapport graphique. Ces notions préliminaires étaient indispensables pour arriver à la thérapeutique, qui est le but vraiment utile de cette étude.

Voyons donc ce que l'art peut faire contre les pieds-bots.

Et d'abord, je ne mets pas en question s'il importe de guérir le pied-bot. Ce n'est pas assurément une lésion qui menace la vie ou quelque grande fonction; mais c'est une infirmité fâcheuse au point de vue de l'esthétique, ainsi qu'au point de vue physiologique.

Il y a bien un vieux proverbe grec qui dit que ἄριστα χωλὸς οἰφεῖ, c'est-à-dire, *optimè claudus rem veneream agit*, et Montaigne cite un proverbe italien, où *clauda* est substitué à *claudus*. On dit que c'est par suite de cette opinion vulgaire, que les anciens ont donné la déesse de la beauté en partage à un dieu kyllopode.

Il s'est encore trouvé au XVIIe siècle un auteur nommé Mutius Floriatus, qui, boiteux lui-même, a vanté d'un ton moitié sérieux, moitié plaisant, les avantages de la claudication dans une dissertation ayant pour titre: *Epistola apologetica in quâ defenditur commendaturque clauditas*, et dédiée *magno claudorum principi Vulcano*.

Mais ces compensations, en les supposant réelles, consolent peu les boiteux. Quelle amertume le pied bot n'a-t-il pas répandue sur la vie de lord Byron!

Dieffenbach assure que sur un grand nombre de femmes qu'il a traitées pour cette difformité, une seule était mariée; les autres étaient condamnées par leur infirmité à un célibat forcé (1).

Au point de vue physiologique d'ailleurs, vous savez que beaucoup de pieds-bots nuisent à la locomotion et la rendent quelquefois impossible. Dans les cas les plus favorables, ce n'est que dans la jeunesse que le membre remplit passablement ses fonctions; les progrès de l'âge aggravent le mal; il peut même survenir des ulcères, des caries.

Cet état fonctionnel du membre pied-bot prive les pauvres d'une foule de travaux manuels et restreint ainsi considérablement leurs moyens d'existence. Dans toutes les classes, il est un obstacle à l'exercice de beaucoup de professions. Le trop célèbre Talleyrand fut condamné par son pied-bot à embrasser l'état ecclésiastique, pour lequel il avait, je crois, peu de vocation. Vous le voyez, quelquefois le sort de toute une existence est dans nos mains quand nous sommes appelés à remédier au pied-bot.

Les anciens, si soigneux de tout ce qui touche à la beauté du corps, l'avaient bien senti. Ils faisaient tous leurs efforts pour corriger les déviations des pieds. On trouve dans le Traité περὶ ἄρθρων, ou *des Articulations,* de la collection hippocratique, des préceptes admirablement tracés sur le traitement des pieds-bots. Ils furent complétés plus tard par le commentaire de Galien.

Malheureusement, les arts mécaniques, alors dans l'enfance, ne répondaient qu'imparfaitement aux vues si judicieuses de l'école d'Hippocrate.

Cette branche de l'art de guérir tomba plus tard dans un pro-

(1) Dieffenbach, *Ueber,* etc., ou *De la section des tendons*, p. 76, Berlin, 1841.

fond oubli. On abandonna longtemps la thérapeutique des pieds-bots aux rebouteurs, aux bandagistes, comme si elle eût été au-dessous de la dignité médicale. Malgré les tentatives louables d'Ambroise Paré, de Fabrice de Hilden et de quelques autres, le traitement du pied-bot fit si peu de progrès, que Dionis, il n'y a pas plus de cent cinquante ans, déclarait que « quand le pied est mal fabriqué dès la première conformation, on emploie toutes sortes de moyens sans pouvoir corriger ce défaut (1). » A la fin du siècle dernier, Camper déclarait encore que, malgré le mérite de certaines machines, il était obligé de confesser qu'il n'avait que très rarement réussi à redresser les pieds-bots (2).

Des médecins, des chirurgiens éminents, comprirent enfin le tort qu'avaient eu leurs prédécesseurs. A l'exemple de Cheselden, les Scarpa, les Boyer, les Dupuytren consacrèrent quelques-uns de leurs loisirs au perfectionnement du traitement des pieds-bots. Des artistes ingénieux les secondèrent; d'honorables praticiens devinrent eux-mêmes artistes et les méthodes se multiplièrent.

Cependant l'application de l'orthopédie au pied-bot resta encore concentrée entre les mains d'un petit nombre de spécialistes, jusqu'à l'invention de la ténotomie.

Il faut avoir médité sur la marche de l'esprit humain, il faut se rappeler que Fulton fut presque traité de visionnaire, pour comprendre avec quelle lenteur se développa l'invention de la ténotomie.

Après des essais informes de praticiens ignorés, Delpech pratique, en 1816, la première section du tendon d'Achille qui ait reçu quelque publicité. Il réussit; mais son procédé était mauvais; on le critique, on le blâme, et l'idée reste stérile.

Cependant Delpech, dès 1823, écrivait ces lignes remarquables,

(1) Dionis, *Cours d'opérations de chirurgie*, p. 530, Bruxelles, 1708.
(2) *Sur la meilleure forme des souliers*, p. 51, 1781.

qui renfermaient tout l'avenir de la ténotomie : « Nous sommes pleinement convaincu aujourd'hui que cette opération est très praticable dans *toutes les régions* où des tendons s'opposent à l'attitude naturelle des membres, quelle que soit l'origine de la difformité (1). »

Malgré cette conviction, Delpech ne répéta pas lui-même son opération; dix-huit années se passèrent ainsi. Il fallut que la méthode nous revînt d'Allemagne, rajeunie, transformée par Stromeyer, pour être enfin accueillie comme elle le méritait.

Depuis, on a bien réparé le temps perdu; la ténotomie, poussée quelquefois même jusqu'à l'abus, est devenue une partie importante du traitement du pied-bot.

Ce traitement se compose, en effet, de trois ordres de moyens : 1° les moyens mécaniques; 2° les opérations ténotomiques; 3° les diverses médications dirigées contre les causes, effets ou complications de la difformité.

On divise aussi le traitement en préservatif et curatif. Le traitement préservatif est celui de la première période ou période de formation, pendant laquelle les muscles sont contractés et non rétractés. Les moyens à employer dans ce cas sont les mêmes que dans les plus légers degrés de pied-bot confirmé; nous les retrouverons donc dans le traitement curatif.

Septième Leçon.

MOYENS MÉCANIQUES. — La ténotomie ne suffit pas pour amener la guérison des pieds-bots; dans presque tous les cas, il faut joindre à l'opération l'emploi des moyens mécaniques, sous peine de manquer le but. Quelquefois même, ces moyens sont les seuls applicables.

(1) *Chirurgie clinique de Montpellier*, t. I, 1823.

La première condition des moyens mécaniques, c'est d'agir en sens inverse des muscles qui ont produit la déviation.

Il faut aussi considérer dans l'application de la force mécanique le lieu d'application, l'intensité et la direction de cette force.

Relativement au lieu d'application, il faut se rappeler que les différentes lignes articulaires du pied sont affectées de diverses manières. Les principales de ces lignes sont les lignes tibio-tarsienne et médio-tarsienne. Mais il faut aussi tenir compte des lignes astragalo-calcanienne et tarso-métatarsienne, ainsi que des orteils.

Les déviations sont simples, quand elles n'affectent qu'une de ces lignes; composées, lorsque plusieurs sont atteintes.

Dans les déviations composées, la force mécanique doit agir sur toutes les lignes articulaires déviées, sur toutes les déviations élémentaires dont se compose le pied-bot.

Ces déviations élémentaires se trouvant tantôt dans le même sens, tantôt dans un sens alternativement opposé, ou enfin dans des plans différents, comme l'extension et l'adduction du varus commun, la force qu'on leur oppose doit agir dans des directions en rapport avec ces variétés.

Quant à l'intensité des forces mécaniques, elle doit être en rapport avec l'intensité des résistances à vaincre.

Ces résistances diffèrent suivant le lieu qu'elles occupent. Elles peuvent siéger uniquement ou principalement dans les muscles; elles consistent alors dans une espèce d'attitude; elles peuvent encore siéger dans les os et les ligaments, comme dans les subluxations.

En général, dans les déviations tibio-tarsiennes, la résistance principale est dans les muscles, tandis qu'elle provient souvent des ligaments et des os dans les déviations médio-tarsiennes.

L'intensité de la résistance varie encore suivant la nature des muscles; la plus considérable provient de la rétraction du triceps sural dans la déviation tibio-tarsienne.

L'ancienneté de la déviation augmente aussi cette résistance; de là le précepte déjà indiqué par Hippocrate, et développé surtout par Dupuytren (1), de traiter les pieds-bots le plus tôt possible, et même dès les premières semaines de l'existence. Pour moi, j'adopte pleinement l'opinion de Dupuytren; et si quelque motif grave fait retarder le traitement, je pense qu'il faut du moins employer quelques moyens préservatifs pour empêcher la résistance de s'organiser plus complétement.

Enfin le pied-bot accidentel cède plus facilement aux moyens mécaniques que le congénital.

Examinons, d'après ces données générales, les effets qu'on peut attendre des trois sortes de puissances employées dans le traitement des pieds-bots, savoir : 1° la main; 2° les bandages; 3° les machines ou appareils mécaniques.

1° Emploi de la main. — La main est la première de ces forces. Elle peut agir seule, et de plus, son emploi est un préliminaire indispensable des autres procédés mécaniques. Aussi l'article d'Hippocrate dont j'ai parlé, indique-t-il déjà la manière de s'en servir pour redresser le pied-bot. De nos jours, Brückner (2) et M. Mellet (3) sont entrés dans de nouveaux détails sur cette manœuvre, spécialement pour le varus. Rien de plus simple que ces manœuvres, si le pied-bot est simple et la résistance peu considérable. Ainsi, dans le pied-équin simple, dans le talus, dans le varus et le valgus directs, il suffit qu'une main fixe la jambe, tandis que l'autre agit sur le pied et l'attire ou le repousse en sens contraire de la déviation.

(1) *Leçons orales de clinique chirurgicale*, t. II, p. 127, 1839.
(2) *Loc. cit.*, p. 67.
(3) *Manuel d'orthopédie*, p. 433, 1835.

La chose est un peu plus compliquée, si la déviation est complexe et s'il y a subluxation. Ainsi, dans le varus prononcé, il ne faut pas seulement porter la pointe du pied et la rangée antéro-tarsienne en dehors; il faut encore abaisser celle-ci du côté interne, relever le côté externe du pied, pour remédier en même temps à la rotation que, suivant l'expression de Scarpa, le scaphoïde et le cuboïde ont éprouvée sur leur petit axe. Puis, avec la même main qui appuie sur le côté externe de l'astragale et du calcanéum, il faut faire un autre effort, du côté interne, sur l'articulation astragalo-calcanienne pour reporter le talon en dehors. Il faut enfin fléchir l'articulation tibio-tarsienne.

Mais il est difficile de produire tous ces mouvements à la fois, et on recommande généralement, pour peu que les déviations soient étendues, la résistance forte, de ne s'occuper de la flexion qu'après avoir ramené le pied sous l'axe de la jambe, ou l'avoir *déroulé*, comme on dit, c'est-à-dire après avoir effacé les inclinaisons des os dans les lignes astragalo-calcanienne, médio-tarsienne et tarso-métatarsienne.

Dans le valgus, on procède comme dans le varus, mais en sens contraire. Une main repousse le talon en dedans et presse sur le côté interne antérieur de l'astragale et du calcanéum, tandis que l'autre main ramène la pointe du pied en dedans, abaisse son bord externe et fait tourner la rangée antéro-tarsienne de haut en bas et de dehors en dedans.

Mais on a encore affaire ici le plus souvent à une déviation composée. Il faut, tout en redressant le valgus, remédier au talus, produire l'extension du pied sur la jambe. C'est ce qu'on opère, comme dans le varus, simultanément quand cela est possible, en deux temps dans les cas graves. La même règle est applicable au valgus-équin, dans lequel il faut fléchir le pied au lieu de l'étendre.

Les déviations multiples du pied-équin creux, ou du pied-équin enroulé, peuvent être aisément attaqués par un même effort des mains, parce qu'elles se font dans le même sens. Il n'y a d'exception que pour la déviation des orteils en haut, dans le pied-creux du long péronier; il faudra les abaisser.

Les déviations alternatives du talus pied-creux exigent une manœuvre plus difficile. On a, dans ce cas, à étendre l'arrière-pied, par conséquent à abaisser en avant la rangée postéro-tarsienne, et à relever en même temps l'avant-pied, trop fléchi dans l'articulation médio-tarsienne. On y parvient en relevant fortement le talon et en pressant à la fois sur la convexité du coude-pied et sur la saillie sous-métatarsienne.

Tous ces efforts manuels doivent être faits avec douceur, ménagements, lenteur; on doit les continuer longtemps et répéter les manœuvres plusieurs fois par jour. La *coaptation* des subluxations du pied ne peut être obtenue ici qu'à la longue, et non sur-le-champ comme dans les luxations ordinaires.

L'emploi de la main a, sans contredit, un grand avantage sur les autres procédés mécaniques. Guidée par la volonté, c'est un instrument intelligent, doux et puissant tout à la fois, qui satisfait immédiatement à toutes les indications à mesure qu'elles se présentent.

Mais son action est nécessairement intermittente, et son effet se perd en grande partie pendant les intervalles de repos. Une autre difficulté, c'est de trouver des personnes propres à exécuter ces manœuvres aussi longtemps que cela est nécessaire. L'application de la main ne saurait constituer à elle seule une méthode curative générale; elle ne réussirait que dans des cas isolés.

M. Stoltz a vu un jeune garçon qui se guérit lui-même par des efforts soutenus, en exerçant les muscles de son pied et en le redressant très fréquemment avec la main.

J'ai moi-même observé un enfant pied-bot de naissance, dont le varus avait été réduit à l'équinisme par le dévouement d'une tante qui lui tenait lieu de mère. Cette dame allait jusqu'à tenir le pied dans sa main la nuit, tout en dormant.

Des praticiens habiles, M. Mellet, à Paris, un orthopédiste de Lyon cité par M. Bonnet, se sont très bien trouvés de ces manipulations unies à l'action des machines.

Il ne serait pas exact, toutefois, de prétendre que cette association soit généralement nécessaire. Je ne puis admettre, avec M. Mellet, que, sans les manipulations, la guérison soit très imparfaite, et que le membre reste demi-ankylosé; je n'ai jamais rien vu de semblable dans ma pratique.

2° **Bandages.** — Dès le temps d'Hippocrate, on reconnut l'insuffisance des procédés manuels, et les bandages employés pour le pansement des plaies, des fractures, furent aussi appliqués au traitement des pieds-bots. L'invention des machines n'a pas même fait disparaître les bandages, et beaucoup de chirurgiens en ont continué l'usage, poussés par le désir de s'affranchir de l'intervention obligée des mécaniciens. La découverte de la ténotomie donna l'espoir d'y parvenir. Voyons jusqu'à quel point cet espoir est fondé.

Les bandages sont simples ou composés.

Une simple bande roulée peut ramener la pointe et la plante du pied en dehors, et l'y maintenir, dans le varus des enfants très jeunes, si l'on a soin de donner aux tours de bande une direction contraire au sens de la déviation. Hippocrate avait déjà dit : « Les tours du bandage marcheront dans le sens du redressement opéré par les mains. » C'est ce qu'on obtient dans le varus, en appliquant la bande de gauche à droite pour le pied droit, et de droite à gauche pour le pied gauche.

Brückner a décrit et représenté un bandage de ce genre : il commence par faire plusieurs tours de bande au bas de la jambe, et laisse pendre à son côté interne un premier chef d'une certaine longueur; il continue les tours de bande dans le sens convenable, de façon que l'autre chef se trouve au bord externe du pied; il réunit alors les deux chefs en les croisant sur la face dorsale, et termine en les fixant au-dessus des malléoles.

Brückner assure avoir obtenu des effets très avantageux sur des nouveau-nés, et même sur des enfants plus âgés, en associant à l'emploi de ce bandage des manipulations fréquentes et des onctions avec des corps gras.

Si on ajoute à ce bandage simple des corps solides, comme des attelles, des plaques métalliques, ou si on rend le bandage lui-même solide, inflexible, par la dessiccation des matières dont on le pénètre, on a le bandage composé.

Le bandage d'Hippocrate était un appareil composé. Il y entrait plusieurs bandes, des compresses, une semelle en cuir ou en plomb qu'on plaçait entre les bandes. Celles-ci étaient enduites d'un cérat contenant une forte proportion de résine, « pour mieux adhérer à la peau, dit Galien, et pour mieux tenir les parties immobiles, dans la position qu'on leur a donnée. » Le bandage appliqué, on cousait à sa surface inférieure, du côté du petit orteil, le bout d'une bande qu'on tirait en haut et qu'on arrêtait solidement au-dessus du mollet pour empêcher le pied de retomber.

Il y a plus de cent ans, Cheselden employait dans le pied-bot et les fractures un bandage composé de bandelettes trempées dans un mélange de farine et de blanc d'œufs. Cette idée lui fut suggérée par un souvenir de son enfance. Un bandage du même genre lui avait été appliqué, avec succès, pour une fracture de l'avant-bras, par un praticien de Leicester, nommé Cowper (1).

(1) Cheselden, *Anat. of the hum. body*, 7e éd., p. 37, Lond., 1750; et *Opér. de chir.* de Ledran, trad. par Gataker, avec des remarq. de Cheselden, p. 452, 1757.

De nos jours, on emploie, outre les appareils solidifiables, un bandage qui ressemble à celui de Dupuytren pour la fracture du péroné.

Voici une attelle coudée, portant une semelle de bois, qui forme avec elle un angle obtus. En fixant le pied sur la semelle, on se sert de l'attelle comme d'un levier pour redresser le varus, et d'autres tours de bande maintiennent le membre dans cette situation. Mon collègue, M. Guersant, a employé ce moyen avec quelque avantage. Il s'est aussi servi, dans le pied-équin, de cette gouttière en bois, articulée avec une semelle sous un angle que l'on fait varier au moyen de liens qui traversent des fentes pratiquées sur les deux pièces de cet appareil.

Les bandages amidonnés de M. Seutin, les appareils dextrinés de M. Velpeau, si souvent employés dans le traitement des fractures, ont été aussi appliqués à celui des pieds-bots. Dieffenbach étendit aux pieds-bots l'usage de ses moules en plâtre, qu'à l'exemple des Indiens, il avait imaginés pour les fractures, et cette méthode a paru chez nous assez importante pour devenir l'objet d'une communication à l'Académie des sciences.

Nous avons eu depuis les appareils en stuc de M. Richet, les bandages plâtrés de M. Mathijssen, les plaques de gutta-percha, appliquées molles sur le pied redressé avec les mains, et presque instantanément solidifiées par le refroidissement; M. Giraldès a particulièrement tiré parti de cette substance dans le traitement des pieds-bots.

Quelle est la valeur de tous ces bandages? Les premiers, les bandages simples, se dérangent facilement, et le pied tourne dans ces bandes. Ils sont d'ailleurs incapables de résister aux puissances qu'ils doivent vaincre, pour peu que celles-ci soient fortes.

Les bandages inamovibles sont assez puissants pour vaincre de grandes résistances, mais ils ont des inconvénients d'un autre genre. Mal appliqués, ils produisent des paralysies, des gangrènes. On ne peut visiter le pied aussi souvent qu'il faudrait, ni relâcher ou augmenter à volonté les pressions, en varier le siége suivant les indications journalières. En outre, jusqu'au moment où l'appareil est complétement solidifié, le pied peut être dérangé de la position qu'on veut lui donner. On peut craindre aussi les effets de cette immobilité trop absolue pour les mouvements et la nutrition du membre.

En résumé, les bandages, même composés, ne peuvent, à mon avis, remplacer avantageusement les machines dans le plus grand nombre des cas. Ils peuvent réussir, lorsqu'on n'a point à remédier à des subluxations anciennes ou à la rétraction permanente de muscles puissants. Ils conviennent particulièrement après la ténotomie, lorsqu'on n'a point de bonnes machines et que le squelette participe peu à la déformation (1).

3° **Machines.** — Les machines ou appareils mécaniques applicables au traitement des pieds-bots ont singulièrement varié depuis le brodequin en cuir bouilli d'Ambroise Paré, depuis les lames de fer que Fabrice de Hilden fit forger par un serrurier de village, jusqu'aux appareils luxueux de tous les pays, qui ont figuré à notre exposition universelle.

Je ne veux point vous décrire tous ces appareils; ce n'est pas leur nombre, mais leur degré d'utilité qui nous importe ici, et je dirais volontiers avec notre fabuliste :

> Le trop d'expédiens peut gâter une affaire;
> . . . .
> N'en ayons qu'un, mais qu'il soit bon.

Ces machines peuvent se ranger en deux classes. Les unes forcent le malade à rester immobile ou sur un siége; les autres ne

(1) Voyez, pour le parti que l'on peut tirer, dans ce cas, des bandes plâtrées : Michaux, *sur les pieds-bots*, dans le *Bulletin de l'Académie de médecine de Belgique*, t. XV, n° 8, 1856.

s'opposent pas d'une manière absolue à la déambulation. Je ne m'occuperai que de ces dernières, les seules généralement en usage.

Les machines doivent répondre à deux conditions principales : continuer l'action des mains ou la remplacer; être assez puissantes pour exagérer le redressement du pied, pour lui donner un commencement de déviation dans le sens opposé, double principe déjà exprimé par Hippocrate.

Un médecin suisse, Venel, a, le premier, bien compris le moyen d'atteindre ce double but. Malheureusement il n'a pas décrit lui-même son appareil; aussi en a-t-on eu longtemps une fausse idée. Voici un appareil dit de Venel, longtemps décrit comme tel, et que ses successeurs renient. C'est une chaussure en fer, offrant sur chaque bord une plaque mobile mue par une vis. L'une de ces plaques repousse le côté externe, l'autre la partie antéro-interne du pied.

MM. d'Ivernois et Mellet ont rétabli les faits à cet égard; ils ont décrit le véritable appareil ou *sabot* de Venel, comme on l'appelle. C'est à peu près le modèle que je mets sous vos yeux. La chaussure diffère notablement de la précédente; c'est une semelle de bois, portant à son côté externe une plaque de fer et percée de deux fentes vis-à-vis du talon. Ces fentes livrent passage aux courroies d'une talonnière, qui se fixent à des boutons, et qui retiennent le pied sur la semelle avec une autre courroie appliquée sur la face dorsale. La pièce principale de l'appareil est d'ailleurs, comme dans celui qu'on a faussement attribué à Venel, une tringle placée dans une douille fixée à la plaque qui correspond à la malléole externe. Cette tringle, c'est le *levier* de Venel. On donne à ce levier des courbures diverses, et l'on a ainsi un écartement variable de son extrémité supérieure en dehors et en avant, suivant la direction et la courbure du pied. Ce levier se retrouve dans presque tous les appareils construits depuis.

J'ai réuni sous vos yeux les machines pour pieds-bots de plusieurs fabricants de Paris. Je vais tâcher de vous en donner une idée sommaire. Je désignerai chaque appareil par le nom du fabricant, sans rien préjuger toutefois relativement aux questions d'invention et de priorité.

Tout appareil de pied-bot se compose de deux parties ; l'une embrasse le pied comme une chaussure, c'est la pièce *podale* ou *pédienne ;* l'autre est placée le long de la jambe, c'est la pièce *jambière* ou *tibiale.*

Partie podale. — Dans l'appareil le plus simple, la pièce podale n'est autre que le sabot de Venel ; on y retrouve une talonnière, morceau de cuir embrassant le bas de la jambe, fermé en avant par un lacet, et terminé par deux courroies destinées à s'opposer à la sortie du talon. Seulement, le côté interne de la semelle porte en arrière une seconde plaque de fer, et les courroies de la talonnière passent par des fentes qui traversent ces deux plaques latérales.

Dans l'appareil de M. Ferdinand Martin, le pied est fixé très solidement sur une simple semelle plate, sans rebord. C'est par l'art avec lequel il sait disposer les courroies croisées en divers sens autour du pied, que M. F. Martin supplée à tout autre moyen de contention.

M. Jules Martin ne fixe pas non plus le talon à l'aide d'une talonnière. Le pied est emboîté dans une chaussure à bords peu élevés, dont la partie postérieure est munie d'un épais bourrelet qui maintient le talon en place, conjointement avec les courroies placées sur le coude-pied.

On construit, pour les cas de fortes courbures médio-tarsiennes latérales, des semelles brisées dans leur milieu par une articulation à mouvements latéraux, mécanisme déjà décrit par Boyer.

Dans cet appareil de M. Cottin, le mouvement de cette articulation est produit par une vis sans fin qui fait marcher une pièce à engrenage.

Comme exemple de l'emploi des appareils mécaniques dans la première enfance, je vous présente un enfant âgé de 4 mois 1/2, qui porte à droite un varus congénial du premier degré, et à gauche un valgus; vous avez ainsi sous les yeux deux appareils agissant en sens contraire pour les deux formes principales du pied-bot. La mère de cet enfant a fait une chute pendant le cinquième mois de sa grossesse. Il est probable qu'il est survenu chez l'enfant une affection convulsive durant la vie intra-utérine, affection qui a eu pour résultat un affaiblissement des muscles fléchisseurs abducteurs du côté droit et des muscles opposés du côté gauche. Le valgus du pied gauche a presque disparu depuis l'emploi des machines, et il ne reste guère aujourd'hui qu'un premier degré de talus. Il y a eu en même temps, chez cet enfant, une paralysie incomplète du membre supérieur.

Cet autre enfant est un exemple curieux des difformités multiples, dont je vous ai entretenus précédemment. Les membres supérieurs, paralysés presque complétement, sont dans l'extension, les mains fléchies sur l'avant-bras. Les membres inférieurs, écartés très largement, sont dans la rotation en dehors; on éprouve de la résistance quand on veut rapprocher les genoux. Ceux-ci sont fléchis, et la rétraction des muscles fléchisseurs ne permet pas de leur donner l'extension normale. Les rotules sont rudimentaires. Sur le devant des genoux, existe une dépression assez profonde, dont l'apparition, d'après la mère, aurait coïncidé avec l'embonpoint de l'enfant. Le peu de laxité du tissu cellulaire en ce point a probablement empêché la peau de se laisser distendre par le tissu adipeux, comme cela est arrivé dans les parties voisines. Aux pieds, nous trouvons des pieds équins enroulés, fait rare parmi les congénitaux. Du côté droit, il y a un léger degré de varus; à gauche, l'équin est presque direct. Le triceps sural est fortement rétracté. A la plante du pied, vous pouvez remarquer un pli assez profond qui, ordinairement, appartient au pied creux du long péronier latéral, mais que nous retrouvons ici, quoique le long fléchisseur des orteils soit également rétracté; car le pied creux est direct, et les orteils sont aussi recourbés. Dans le traitement, il faudra agir dans le même sens pour toutes les lignes articulaires.

La mère de cet enfant nous dit que, à un mois de sa grossesse, elle eut avec son mari une violente querelle, et fut même frappée. Il est probable que l'enfant a éprouvé dans l'utérus une affection convulsive. Avant cette grossesse, la mère a eu neuf enfants, tous bien constitués. Ce fait dépose évidemment en faveur de la théorie de la rétraction musculaire convulsive, antérieure à la naissance, théorie dont je ne combats que l'exagération.

Huitième Leçon.

Avant de poursuivre l'étude des machines employées dans le traitement du pied-bot, examinons un enfant affecté d'un pied-bot double compliqué d'une difformité remarquable des genoux.

Cet enfant, âgé de 5 ans, est le onzième de sa famille; ses frères et sœurs sont tous vivants et bien conformés. Nous n'avons pas de renseignements sur cette dernière grossesse.

A droite, vous voyez un pied-équin enroulé. Le pli plantaire est aussi prononcé que dans le pied creux du long péronier; ce pied creux est probablement, en raison de l'égale inclinaison des deux bords du pied, de ceux qui dépendent à la fois du long péronier et des fléchisseurs des orteils. Si on cherche à redresser le pied, on éprouve une grande résistance.

A gauche, il y a un équin-valgus, légèrement enroulé. Vous

remarquez la saillie de la tête de l'astragale, au côté interne du pied; le talon et la pointe du pied sont portés en dehors; le pli plantaire est assez prononcé. Il y a ici rétraction des deux péroniers latéraux, et moins sensiblement qu'au pied droit, rétraction des fléchisseurs des orteils.

Quant aux genoux, on peut les porter dans une extension tellement exagérée, qu'on forme un angle rentrant en avant, tandis que le jarret devient bombé. A droite, la déviation est, en outre, latérale, et ce genou est cagneux. La rotule droite est très peu développée; on la trouve en dehors, sous forme d'un petit tubercule osseux. Celle du côté gauche est plus volumineuse, et l'angle du genou de ce côté très peu prononcé.

Des deux côtés, on ne peut communiquer aux genoux qu'un mouvement de flexion très borné, et la flexion volontaire est complétement abolie. M. Duchenne a constaté que les fléchisseurs du genou paralysés ne répondent même pas à l'excitation électrique.

Ce fait est un exemple rare de la rétraction du triceps crural, compliquant le pied-bot. C'est ordinairement la rétraction des fléchisseurs de la jambe qu'on observe dans ce cas.

Revenons à la description des machines.

Partie jambière. — Nous avons parlé de leur partie podale ou pédienne. La partie jambière ou tibiale se compose d'une ou de deux tiges métalliques, qui rappellent le levier de Venel. Elles en diffèrent par la manière dont elles sont jointes à la semelle : au lieu d'être fixe, la tige est mobile sur l'équerre appelée *étrier,* qui fait corps avec la semelle. Le point de jonction de cette articulation métallique correspond à peu près au niveau des malléoles.

Le levier lui-même est ordinairement divisé en deux parties articulées à peu de distance de sa jonction avec l'étrier.

Ces deux articulations sont disposées de manière que leurs mouvements, réglés par une vis, inclinent la sandale, par rapport à la partie supérieure du levier, sous un angle variable à volonté. L'une des articulations produit une inclinaison dans le sens antéro-postérieur; l'autre en produit une dans le sens transversal.

Dans les appareils placés sous vos yeux, il y a deux genres de mécanisme qui conduisent à ce but. Dans l'un, chaque articulation est une charnière ; l'une des pièces a un prolongement qui dépasse cette charnière. Une vis traversant l'autre pièce presse sur ce prolongement et fait mouvoir ou basculer la première; si celle-ci résiste, elle fait mouvoir la seconde. C'est ce mécanisme très simple que vous voyez dans ces appareils de MM. Charrière, Lebelleguic, etc. Dans ces appareils, le mouvement de l'articulation n'est arrêté que dans un sens; il peut être aussi étendu que l'on veut dans le sens opposé à la déviation. Le second mécanisme ne laisse subsister aucune mobilité dans les deux articulations. La vis est une vis sans fin; elle fait marcher une partie dentée qui forme l'extrémité de la pièce opposée. Tel est le mécanisme de l'appareil de M. F. Martin, de plusieurs appareils postérieurs de MM. Charrière, Lebelleguic et Cottin, que vous avez sous les yeux.

Vous comprenez que le haut du levier étant fixé au-dessous ou au-dessus du genou, les mouvements des deux brisures de ce montant agissent sur la sandale, comme le levier courbé ou coudé de Venel. Les mouvements du second mécanisme font même plus : comme ils inclinent les pièces du montant à égal degré des deux côtés, ils peuvent renverser sa courbure de façon que le même appareil tourne à volonté la semelle et la plante du pied en dehors ou en dedans, élève ou abaisse la pointe, et par conséquent s'applique également au varus et au valgus, au pied-équin et au talus.

Je trouve en outre, dans ces appareils de MM. Charrière et

Cottin, une vis qui fait tourner toute la sandale horizontalement sur la pièce jambière comme sur un pivot. Cela peut servir pour redresser la pointe du pied dans certains cas.

Dans la plupart de ces appareils, les montants sont composés de deux pièces à coulisse, afin de pouvoir s'allonger et se raccourcir à volonté.

Je me sers habituellement de l'appareil de M. Jules Martin. Il a deux montants articulés en nœud de compas avec l'étrier ; il existe, en outre, une charnière à l'union de chacune des branches verticales de l'étrier avec sa portion horizontale. L'un des montants sert de tuteur, l'autre de levier. Le montant interne, s'il s'agit d'un varus, est un tuteur qui reste placé le long de la jambe ; il est attaché en haut par une jarretière formée d'un demi-cercle métallique terminé par une courroie et portant une seconde courroie pour fixer le levier. Une rondelle, placée à son extrémité supérieure, lui donne un point d'appui sur le côté interne du genou. Le montant externe sert de levier ; une vis, qui traverse l'étrier près de la charnière, règle l'inclinaison latérale de ce levier, en l'écartant plus ou moins de la sandale.

Les deux montants portent de longues vis qui traversent des pièces à écrou fixées sur la semelle, et qui servent à faire varier l'angle de leur articulation avec l'étrier. Les pièces à écrou ont des coulisses qui conservent à cette articulation quelque mobilité dans le sens de la flexion. L'extrémité supérieure du levier est fixée à la jambe, non immédiatement comme dans les autres appareils, pourvus d'un seul montant, mais au moyen de la courroie que porte le cercle métallique du tuteur interne ; ce qui offre deux avantages : d'une part, l'appareil est moins exposé à tourner, à se déplacer ; de l'autre, l'effort du levier porte moins directement sur le tibia, et tend moins à le courber.

Pour le valgus, l'appareil est le même, sauf que le tuteur doit être en dehors, et le levier en dedans. Nous avons vu que l'appareil de M. F. Martin et d'autres conviennent tout à la fois aux différentes espèces de déviations. On n'a qu'à changer le sens du mouvement de la vis, pour avoir un appareil à varus ou un appareil à valgus.

Un mécanisme plus simple est employé dans le pied-équin et dans le talus. Il suffit de l'articulation destinée à produire la flexion ou l'extension du pied sur la jambe. Je préfère, dans ce cas, deux montants articulés à un seul; leur extrémité supérieure est réunie à un demi-cercle rembourré, prenant son point d'appui à la partie supérieure de la jambe, en arrière dans le pied-équin, en avant dans le talus. Il est bon toutefois qu'un mécanisme quelconque donne la facilité d'incliner la sandale en dedans ou en dehors, afin de prévenir le renversement du pied d'un côté ou de l'autre.

C'est à l'aide de pressions, au moyen des coussins et des courroies, que l'on combat la courbure exagérée du pied-équin et du talus pied creux, en agissant sur l'astragale saillant au coude-pied et sur les deux extrémités de la face plantaire.

Mode d'application des appareils mécaniques. — L'application de ces appareils est en général facile, quand on connaît leur manière d'agir. Je vais appliquer devant vous celui de M. Jules Martin, dont je fais habituellement usage.

Supposons un cas de varus : on commence par redresser le pied avec la main, et on le pose à plat dans la sandale ; en même temps qu'on maintient le pied et la sandale bien appliqués l'un sur l'autre, on place deux coussins, l'un sur le côté interne de l'articulation métatarso-phalangienne du gros orteil, l'autre sur le sommet de la courbure médio-tarsienne. La courroie correspondant à chaque coussin est fixée aux boutons de la semelle ; si le pied ne paraît pas suffisamment fixé, on peut ajouter d'autres courroies. On relève alors le tuteur, de façon que sa rondelle porte sur le condyle interne du fémur, et on le fixe. Il ne reste plus qu'à ramener le levier vers le côté externe de la jambe, dont on l'approche plus ou moins suivant la résistance du pied; on le maintient au moyen de la courroie qui lui est destinée.

L'habitude fait connaître le degré de constriction qu'il faut donner aux courroies. Si elles sont trop lâches, le talon ne reste plus au fond de la sandale, il se soulève; le pied tourne tout entier et répond à la semelle par son bord externe et non plus par sa plante. Si elles sont trop serrées, on a à redouter l'arrêt de la circulation et ses suites. La couleur des orteils doit être un guide dans cette manœuvre; s'ils deviennent trop pâles, ou s'ils prennent une teinte violacée, c'est que la pression est trop considérable.

Dans les premiers temps, on ne laisse l'appareil en place que pendant quelques heures ou toute une journée, suivant la tolérance. Mais il faut arriver à le laisser appliqué continuellement, jour et nuit. Seulement on doit le visiter souvent, s'assurer de l'état de la peau dans les points où elle supporte le plus de pression, où elle est mince et collée aux os, aux tendons, sur la tubérosité postérieure du calcanéum et le tendon d'Achille, sur les saillies osseuses de l'astragale et du calcanéum, vis-à-vis l'extrémité postérieure du cinquième métatarsien, au côté interne de l'articulation métatarso-phalangienne du gros orteil. On diminue, on adoucit ou on change les points de pression, dès qu'on aperçoit des rougeurs permanentes. Cette précaution est encore plus nécessaire, s'il se forme une phlyctène.

Lorsqu'on n'a pu éviter la formation d'une escarre, on se hâte de supprimer toute pression dans ce point. Si l'escarre est superficielle, cette lésion peut encore guérir sans suppuration; il se forme une croûte sèche, qui laisse, en se détachant, une cicatrice toute faite. Si l'on n'a pu prévenir la suppuration, il faut suspendre le traitement mécanique jusqu'après la guérison de la plaie.

On a fait aux appareils mécaniques le reproche d'exposer les malades aux ulcérations du derme. J'ai essayé autrefois de les remplacer par les bandages en plâtre coulé de Dieffenbach ; ceux-ci se moulent en effet très exactement autour des parties, leur pression est uniforme ; mais nous avons vu qu'ils avaient d'autres inconvénients. J'ai employé aussi les coussins à air, sans en être bien satisfait. En voici de nouveaux, perfectionnés par M. Gariel. Ce sont des bourrelets élastiques, dans lesquels on peut doser à volonté la quantité d'air qu'ils renferment ; il est facile alors de varier la pression sans toucher aux courroies ni à l'appareil. J'espère pouvoir en faire l'essai prochainement.

Si l'on n'a pas été arrêté par les accidents dont il vient d'être question, on augmente par degrés l'action de l'appareil, en inclinant de plus en plus le levier. Quand le redressement latéral est assez avancé, on commence à porter le pied dans la flexion. Cette seconde partie du traitement est plus longue que la première, plus difficile, et c'est surtout alors que la ténotomie devient utile.

On ne se borne pas à amener le pied à la rectitude normale ; on pousse la flexion jusqu'au point où la sandale forme avec les montants un angle aigu. Il faut toutefois éviter de tomber dans un excès nuisible. Si l'on n'y faisait pas attention, on pourrait convertir en valgus *permanent* certains varus très souples, produire trop d'aplatissement de la plante, déterminer la perte de l'extension et un véritable talus, surtout après l'emploi de la ténotomie.

Le redressement peut être entravé par trois obstacles : 1° la douleur causée par l'application des appareils ; 2° l'indocilité du malade ; 3° la résistance des parties.

La douleur est en rapport avec la résistance des tissus et la sensibilité du sujet ; l'indocilité est une conséquence de la douleur.

On peut distinguer trois âges, eu égard aux difficultés que je signale.

Dans la première année, et même dans la seconde, si le pied-bot est au premier degré, la résistance est faible; il n'y a pour ainsi dire pas de douleur, si l'on procède avec la douceur convenable. Le deuxième et le troisième degrés ne se redressent pas sans douleurs à cet âge, si le pied-bot est congénial. L'équinisme du varus surtout ne cède alors qu'avec des pressions plus ou moins pénibles au coude-pied, à la plante, au talon. Cette gêne finit par être supportée par certains enfants; mais chez d'autres, dont le système nerveux est plus irritable, ce sont des cris continuels, c'est une insomnie fatigante; les digestions peuvent se déranger; il peut survenir de la diarrhée. Si l'on insiste avec trop d'opiniâtreté, l'exaspération des petits malades peut aller jusqu'à produire des convulsions. La dentition vient quelquefois ajouter son influence à celle du traitement, et retarder encore la guérison. Aussi la cure marche-t-elle souvent avec beaucoup de lenteur, lorsqu'on se borne aux moyens mécaniques. Dans ces cas, la ténotomie nous vient en aide; en diminuant les résistances dans une proportion considérable, elle réduit les pressions à celles qu'exigerait un pied-bot du premier degré.

Après trois ans, les difficultés croissent, si le pied-bot est congénial. La douleur est constante, même avec la ténotomie, quand il s'agit d'un varus très prononcé. C'est alors que les manipulations peuvent rendre des services réels. Leur action, plus douce, plus mesurée que celle des machines, repose les enfants et leur fait ensuite mieux supporter l'action des appareils.

Dans cette période de l'enfance, l'indocilité des malades peut être si grande, qu'après avoir employé tous les moyens de persuasion, il faut arriver à la contrainte physique. On enferme alors le membre dans une enveloppe qu'on fixe solidement au genou.

Si le pied-bot est accidentel, les douleurs sont beaucoup moindres, mais cependant en rapport avec l'ancienneté de la lésion.

Dans l'âge adulte, les douleurs causées par l'application des machines sont toujours intenses, si le pied-bot est congénial, et très vives aussi s'il est accidentel et ancien. Le malade éprouve des sensations de déchirement, de torsion, d'arrachement. Il ressent dans le membre une chaleur si incommode, qu'il le laisse à découvert la nuit, même dans les saisons froides. Aussi trouve-t-on rarement à cet âge, après la ténotomie, des malades assez courageux pour compléter les avantages qu'ils ont retirés de l'opération, en se soumettant à un traitement mécanique capable d'amener une guérison aussi parfaite que l'état des parties le permet. Je n'ai guère rencontré ce courage que chez des femmes animées du désir de sortir de cet isolement mentionné par Dieffenbach, ou soutenues par une vocation ardente pour la vie religieuse, à laquelle s'opposait leur infirmité.

Appareils contentifs. — Quand on est arrivé à un redressement à peu près complet, il faut conserver ce redressement et prévenir les récidives. Dans cette intention, on emploie les divers brodequins mécaniques.

Le but de ce genre de chaussures est de borner les mouvements du pied dans le sens de la déviation dont il était atteint. Déjà par elle-même, la tige du brodequin tend à retenir le pied dans une bonne situation ; mais, ordinairement, ce n'est pas suffisant, et on ajoute au brodequin divers mécanismes destinés à augmenter sa résistance à une nouvelle torsion. Vous en avez sous les yeux plusieurs modèles : tous présentent, comme les appareils de redressement, un ou deux montants, articulés avec un étrier rivé entre les deux cuirs de la semelle. La résistance de ces branches met obstacle aux mouvements latéraux exagérés du pied.

En outre, presque tous ces appareils sont disposés de manière à limiter l'extension du pied et le soulèvement du talon, afin de s'opposer à une nouvelle rétraction du triceps sural dans le varus et le pied-équin. On peut se servir d'une simple vis, fixée dans une des pièces de l'articulation des montants et logée dans une fente en quart de cercle que présente l'autre pièce; cette vis, tout en permettant une flexion étendue, renferme le mouvement d'extension dans d'étroites limites. Mais, presque toujours, c'est à une force élastique qu'on a recours pour produire cet effet. Le ressort le plus usité est le ressort des batteries de fusil, employé d'abord par Delacroix et d'Ivernois. Vous le voyez sur ces appareils de MM. Charrière, Lebelleguic et autres. Sa disposition est telle que, relâché dans la flexion, il se tend dans l'extension, qu'il borne plus ou moins.

On peut encore faire servir à cet usage des bandes de caoutchouc, des élastiques de bretelles, etc. Voici un brodequin de cette espèce construit par M. Charrière.

Il est souvent nécessaire d'ajouter à ces moyens contentifs une construction particulière du brodequin lui-même : on met des contre-forts du côté où le pied tend à se dévier. On emploie quelquefois un autre artifice, déjà indiqué par Amb. Paré; il consiste à donner à la semelle une épaisseur inégale sur ses deux bords. Dans le varus, le bord externe sera plus élevé; dans le valgus, il faut une disposition inverse. En outre, dans cette dernière forme, à l'aide d'une seule branche externe, d'une sorte de tuteur courbe, on repousse le pied en dedans. Dans le pied-équin, il suffit du ressort élastique dont j'ai parlé.

Une étude approfondie des paralysies, et en particulier des paralysies du mouvement, a conduit M. le docteur Duchenne à employer un système de déligation, qui a un certain rapport avec ces appareils mécaniques à ressorts. Il se compose de cordons élastiques, représentant la direction, les attaches des muscles, et destinés à remplacer ceux dont l'action est affaiblie ou perdue.

Déjà M. Rigal de Gaillac avait imaginé de redresser les pieds inclinés en divers sens, à l'aide de liens de caoutchouc agissant suivant la direction des muscles affaiblis. C'est cette même idée que M. Duchenne poursuit avec ténacité, dans une application plus étendue.

Hippocrate avait déjà posé le principe, en disant : « Il faut coudre les bandes diversement, suivant la manière dont la partie doit être soutenue. »

Ce qu'il y a de particulièrement neuf dans les recherches de M. Duchenne, c'est la détermination plus précise des muscles affectés ; d'où l'indication plus nette des moyens appelés à les suppléer. Il reproche aux appareils en usage de n'agir qu'en masse, de ne représenter que grossièrement les effets de la contraction musculaire, et il s'est efforcé de reproduire ces effets en détail, en prenant muscle par muscle.

Les deux malades que vous allez voir vous donneront une idée des moyens qu'emploie M. Duchenne.

Sur cette jeune fille, voici le bandage tel qu'il est appliqué. Les pieds sont enfermés dans un chausson. Il n'y a ni montant métallique, ni étrier, ni vis; mais une molletière en cuir, qui supporte des boutons ou des agrafes auxquels viennent s'attacher des ressorts de bretelles qui simulent la puissance, le muscle; ces ressorts se terminent au chausson par une ou plusieurs divisions représentant les tendons des muscles. Mais l'insertion supérieure des muscles sur les os est fixe, tandis qu'ici cette insertion est mobile. Aussi M. Duchenne a-t-il cherché à fixer la molletière en haut par une jarretière. Ceci ne suffisant pas encore, M. Duchenne a uni la jarretière à la molletière par deux tiges métalliques.

C'est déjà, vous le voyez, un retour vers les appareils mécaniques. Mais cela est encore plus frappant sur ce jeune homme. Ici vous trouvez deux tiges solides passées dans la molletière et aboutissant à un étrier placé sous le chausson. Les muscles sont représentés, comme précédemment, par des ressorts de bretelles.

Je ne jugerai pas définitivement du mérite de ce procédé, qui sera sans doute encore perfectionné; mais, quand bien même il ne répondrait pas entièrement aux espérances de son auteur, il en restera certainement quelque chose d'utile.

Neuvième Leçon.

Nous avons terminé l'étude des forces extérieures appliquées au redressement du pied-bot. Il en est une autre pourtant, qu'on a conseillée comme adjuvant des premières: c'est l'action de la pesanteur. Dans un petit nombre de cas, en effet, par exemple dans le pied-équin, dans le talus, le poids du corps, en allongeant les muscles rétractés, peut venir en aide aux autres moyens. Mais, en général, il faut soustraire le membre à son action, qui, en raison de la position du pied dans le varus et le valgus, tend à augmenter la déviation, et à contrarier l'action de l'appareil, loin de la seconder, comme on l'a prétendu.

Des trois ordres de moyens que nous avons indiqués, les appareils mécaniques sont supérieurs aux deux autres; ils peuvent toujours remplacer ceux-ci, qui, au contraire, dans beaucoup de cas, ne peuvent leur être substitués. On a dit que les appareils mécaniques ne pouvaient pas être employés dans la première année de l'enfance; je ne partage pas cette opinion, car on peut toujours mettre leur force en rapport avec la délicatesse des organes.

Au reste, dans le traitement ordinaire du pied-bot, tous les moyens concourent : main, bandages, machines.

TÉNOTOMIE. — Vous avez vu quelles difficultés peuvent arrêter le chirurgien, quand il emploie uniquement les moyens mécaniques, quelle persévérance ce traitement réclame, tant de sa part que de celle des familles et des malades eux-mêmes. Beaucoup de mères ne peuvent se résigner aux longues souffrances de leurs enfants. Lord Byron enfant fut confié pendant quelques mois aux soins de Sheldrake, à Londres; sa mère ne put supporter la vue de ses douleurs; elle renonça à le guérir.

Trancher ce nœud gordien était donc chose bien désirable; c'est ce qu'a fait la ténotomie.

Il suffisait de savoir que le pied est retenu dans sa position vicieuse par des muscles raccourcis, pour que l'idée vînt de les couper. On avait devant les yeux l'exemple du torticolis guéri par la section du muscle sterno-mastoïdien, dès le temps de Tulpius, médecin hollandais du XVIIme siècle. C'est sans doute cet ordre de faits observés au cou, qui inspira la ténotomie du pied aux médecins dont parle Thilenius, et plus tard à Sartorius, à Michaelis, à Delpech lui-même, ainsi qu'aux vétérinaires de notre temps, qui ont leur part à réclamer dans l'invention de la ténotomie.

On ne divisa d'abord que le tendon d'Achille. Michaelis seul, qui, à la vérité, ne faisait que des sections partielles, étendit ce procédé à d'autres tendons du pied, et même à d'autres parties du corps. C'est longtemps après lui que son idée fut reprise, et que la ténotomie fut appliquée successivement à presque tous les muscles moteurs du pied.

Aujourd'hui, deux méthodes sont en présence. L'une a pour principe de diviser, dans chaque forme de pied-bot, tous les tendons des muscles qui l'ont déterminée par leur rétraction. C'est une application de ce qu'on nomme la *généralisation étiologique* de la ténotomie. L'autre méthode établit une distinction entre les muscles rétractés. Elle ne touche pas à ceux qui cèdent facilement aux machines; elle coupe seulement ceux qui sont réfractaires à leur action. Je suis partisan de cette seconde méthode.

Procédés de ténotomie. — Les procédés de ténotomie ont parcouru plusieurs phases, avant d'arriver à l'état où ils sont aujourd'hui.

D'abord, on a coupé simplement la peau et le tendon d'Achille.

en travers, suivant le procédé de Tulpius pour la section du sterno-mastoïdien. Plus tard, le tendon fut mis à nu par une incision longitudinale, comme dans le procédé de Boyer pour la section de l'extenseur du gros orteil rétracté. On fit ensuite une pareille incision de chaque côté du tendon (Delpech), puis on réduisit ces incisions à la largeur nécessaire au passage d'un bistouri étroit; ce fut la ténotomie *sous-cutanée*. Elle mérite encore mieux ce nom depuis qu'on a supprimé l'ouverture de sortie, et qu'une simple piqûre donne accès à un ténotome plus exigu, comme dans les expériences de Hunter, qui divisa le tendon d'Achille sur des chiens avec une aiguille à cataracte.

Ténotomes. — La forme des instruments a quelque peu varié. Sauf de rares exceptions, il n'y a aucun avantage à donner à la lame une courbure quelconque. Plus cette lame est étroite, plus la plaie des téguments est insignifiante et prompte à guérir. On peut ainsi, chez les enfants, réduire l'ouverture extérieure aux dimensions d'une piqûre de sangsue ou de vaccine. Cependant il faut une lame un peu plus forte pour les sections sous-tendineuses, et quand l'instrument doit raser les os. Il est bon que la partie tranchante soit très courte, pour éviter d'agrandir, pendant la manœuvre, l'ouverture extérieure. Il est indifférent que le ténotome soit à manche fixe ou mobile, que ce manche soit dans le même plan que la lame ou dans un plan opposé.

Les uns se servent d'un ténotome à pointe aiguë, pour traverser la peau et diviser le tendon. D'autres ne font, avec cet instrument, que l'incision de la peau, et pour la section tendineuse, ils emploient un ténotome, non boutonné, comme on l'a dit, mais à pointe mousse. On manœuvre ainsi avec plus de sécurité. Un des premiers, j'ai proposé ce procédé, que plusieurs chirurgiens ont adopté depuis; je me sers, pour la piqûre des téguments, d'une petite pointe en fer de lance qui termine une tige non tranchante.

Sections sus et sous-tendineuses. — La section sous-cutanée se pratique de deux manières : ou bien l'instrument est conduit de la face cutanée du tendon à sa face profonde, c'est la *section sus-tendineuse,* ou bien il le divise de sa face profonde à la superficielle, c'est la *section sous-tendineuse.*

Le choix de ces deux procédés est quelquefois indifférent. La section sus-tendineuse convient surtout pour les tendons très saillants, entourés d'un repli de la peau que l'on risque moins d'entamer par ce procédé. Toutes les fois qu'il est applicable, ce mode de section offre l'avantage de borner plus exactement l'incision sous-cutanée à l'organe que l'on veut diviser.

Mais quand le tendon est peu saillant, comme chez les petits enfants, quand on ne reconnaît sa situation qu'au toucher, il vaut mieux pratiquer la section sous-tendineuse. On est plus sûr alors de diviser le tendon en entier. Ce procédé est aussi préférable, en général, pour les tendons accollés à des os ou voisins de vaisseaux et de nerfs importants qui se trouvent mieux protégés contre le tranchant de l'instrument.

La section se pratique dans le lieu où le tendon est le plus superficiel, le plus saillant, le plus isolé, et s'il se peut aussi, le moins volumineux.

La piqûre des téguments se fait vers le bord du tendon qui répond à la main droite de l'opérateur, près de ce bord dans la section sous-tendineuse, un peu plus loin dans la section sus-tendineuse. Quelquefois le voisinage de vaisseaux, de nerfs, ou quelque autre circonstance, commande d'introduire l'instrument plutôt d'un côté que de l'autre; on se place alors de manière que la main droite réponde au côté indiqué.

On peut donner à la petite incision des téguments deux directions. Avec une incision transversale, si l'on se sert d'un ténotome pointu, on pénètre du même coup sous le tendon et on le divise presque en même temps, s'il est peu volumineux ; manœuvre plus rapide. Mais je préfère l'incision longitudinale, parce que ses bords sont ensuite moins écartés, lorsque le pied est fléchi par l'appareil mécanique; elle est aussi plus commode pour la section sus-tendineuse.

Section du tendon d'Achille. — Rien de plus simple avec ces données que le manuel opératoire à suivre, quand les tendons sont suffisamment distincts des parties qui les avoisinent.

Le tendon d'Achille, le plus gros de tout le corps, est peut-être le plus facile à diviser. Sa saillie postérieure, en le plaçant sur un plan tout à fait séparé, l'isole des vaisseaux et des nerfs profonds. Sa double gaîne fibro-celluleuse, le tissu graisseux abondant qui l'entoure, surtout en avant, donnent la facilité de l'attaquer en quelque sorte de tous côtés, sans léser autre chose que des veinules et des filaments nerveux insignifiants qui longent ses bords ou ses faces. Ces dessins, que j'ai fait faire d'après nature sur des sujets pieds-bots, vous inspireront toute sécurité à cet égard.

Cependant il faut tenir compte ici de l'âge du sujet et des changements causés par la déviation.

La petitesse des parties, considérablement réduites chez les enfants très jeunes, efface les distances. Le peu de saillie du talon, à cet âge, place le tendon d'Achille presque sur le même plan que les parties profondes. Dans le varus, le déplacement du calcanéum rapproche ce tendon des vaisseaux tibiaux. La veine saphène externe, assez peu distante, chez l'adulte, du bord externe du tendon, l'avoisine de très près chez l'enfant; on est exposé à la blesser si on fait l'incision trop loin du bord tendineux. On peut aussi atteindre l'artère tibiale et le nerf, en portant le ténotome trop au delà de la limite du tendon. Cette lésion serait plus grave que celle de la veine saphène.

Voici d'ailleurs comment on procède pour pratiquer la section du tendon d'Achille.

Le malade étant couché sur le ventre et convenablement maintenu, un aide fixe le pied, prêt à faire effort pour le ramener dans la flexion, afin de tendre le tendon au moment de la section. Alors, dans un *premier temps*, le chirurgien fait une piqûre longitudinale à la peau, près du bord externe du tendon, si on opère le pied droit, près de son bord interne, si c'est le pied gauche. Si l'on tenait à porter le ténotome dans le même sens pour les deux membres, soit afin d'être plus sûr de diviser le plantaire grêle, soit pour mieux protéger les vaisseaux, on se placerait, pour l'un des pieds, de manière à tourner le dos au malade. M. Bonnet ayant vu survenir un abcès après une incision faite au côté externe du tendon, est resté disposé à recommander les incisions internes.

La piqûre faite, on change d'instrument, et, dans un *deuxième temps*, on introduit le ténotome mousse à plat, soit entre la peau et le tendon, soit sous ce dernier. Il faut prendre garde que l'extrémité de l'instrument ne sorte par l'autre côté. Enfin, dans le *troisième temps*, on tourne le tranchant du côté du tendon, qu'on divise en entier par des pressions mesurées, sans laisser échapper le plantaire grêle. On retire alors le ténotome. Dans toutes ces manœuvres, il faut prendre garde d'agrandir l'incision des téguments. Un craquement assez fort accompagne ordinairement la section du tendon.

On reconnaît que celle-ci est complète au défaut de résistance, à l'écartement immédiat des deux bouts du tendon, à la dépression, au vide que l'on sent entre eux. La gaîne fibreuse forme souvent une bride de chaque côté de cet intervalle; il ne faut pas prendre ces brides pour des portions de tendon non divisées. S'il restait quelques fibres tendineuses intactes, on introduirait de nouveau le ténotome pour les diviser.

S'il s'amasse sous la peau et dans la gaîne du tendon une certaine quantité de sang, on l'exprime autant que possible et on le fait sortir par la piqûre, afin que le trombus soit moins volumineux.

Je ne vous parle pas de la précaution puérile, d'appliquer les doigts sur la petite plaie cutanée, pour s'opposer à l'introduction de la moindre bulle d'air.

Le pansement consiste à couvrir la piqûre d'un morceau de taffetas adhésif, à appliquer sur la section une compresse, imbibée au besoin d'eau froide, et maintenue par une bande. Cette piqûre se ferme dans les premières vingt-quatre ou quarante-huit heures.

On peut indifféremment, aussitôt après l'opération, replacer le pied dans l'appareil mécanique, si l'enfant l'a déjà porté, ou remettre au lendemain l'application de cet appareil. En tout cas, on a soin de ne point exercer d'efforts d'extension dans les premiers moments.

Section des autres tendons du pied. — Passons sommairement en revue la section des autres tendons du pied.

Les trois muscles fléchisseurs du pied, jambier antérieur, extenseur du gros orteil et extenseur commun, peuvent être facilement atteints par le ténotome. C'est sur le coude-pied, dans le point où leur rétraction les rend le plus saillants, qu'on divisera ces muscles. Le jambier antérieur peut être divisé dans certains varus; l'extenseur commun dans certains valgus-talus. On prendra garde, dans ces cas, de blesser la veine saphène externe ou l'artère pédieuse.

Les tendons des péroniers latéraux, rétractés dans le valgus, présentent un peu plus de difficulté, en ce qu'ils sont bridés sur des os par des aponévroses ou de fortes gaînes fibreuses, et qu'ils soulèvent peu la peau. On les divise au bas de la jambe ou au côté externe du pied, suivant le relief qu'ils présentent dans l'un ou l'autre point. Le long péronier peut être divisé seul dans les deux régions, tandis que le court ne peut être coupé isolément qu'au pied.

A la jambe comme au pied, la section sous-tendineuse est peut-être préférable. Il faut se rappeler que le court péronier n'est pas seulement tendineux au-dessus de la malléole, mais qu'il est aussi accompagné de fibres charnues qu'on devra diviser.

Au pied, le tendon du court péronier se trouve sur le trajet d'une ligne étendue du bord postérieur de la malléole externe à l'extrémité postérieure du cinquième métatarsien. Si le sujet est assez âgé pour comprendre le mouvement qu'on lui indique, on augmentera la saillie du tendon, en faisant porter le pied dans l'abduction; si c'est un enfant trop jeune pour comprendre ce qu'on lui demande, l'électricité pourra servir à produire le même effet par la contraction du muscle.

Les mêmes moyens rendront plus visible le tendon du long péronier, qui se trouve placé en arrière et au-dessous du court péronier, sous le sommet de la malléole externe. Mais il est souvent difficile de le diviser en ce point, et la présence d'un os sésamoïde dans l'épaisseur du tendon, chez l'adulte, peut augmenter les difficultés; aussi vaut-il mieux l'attaquer plus haut, à la jambe.

Aucune partie importante n'avoisine immédiatement ces muscles. Il faut éviter seulement d'entamer les articulations du tarse, bien que leur ouverture sous-cutanée ait en général peu de gravité.

La section isolée du tendon du jambier postérieur est bien plus difficile. Ce muscle, en effet, est accollé au long fléchisseur des orteils jusqu'au-dessous de la malléole, et si on fait la section à la jambe, au-dessus ou en arrière de la malléole, on divise presque à coup sûr en même temps le long fléchisseur commun; on a aussi à redouter la blessure de l'artère tibiale postérieure, qui n'est pas loin. M. Bonnet pense avoir ouvert plus d'une fois ce vaisseau, mais sans suites graves.

C'est pour obvier à ces inconvénients, qu'en 1839, M. Velpeau (1) conseilla de couper le tendon au pied. On le trouve sur une ligne étendue du scaphoïde à la malléole interne; il devient très manifeste le long de cette ligne, quand le sujet porte fortement le pied dans l'adduction. Une dépression qui se produit alors entre ce muscle et le jambier antérieur, montre clairement où il faut porter l'instrument. C'est encore à la section sous-tendineuse qu'il faut avoir recours ici.

Malheureusement ce procédé, le plus souvent, n'est que difficilement applicable, parce que la déviation du pied qui réclame cette section change toutes les conditions anatomiques. Dans la subluxation du varus, en effet, la ligne que j'indiquais tout à l'heure disparaît, le scaphoïde venant se placer contre la malléole interne; ce qui reste du tendon est enfermé dans un pli profond, où il est très difficile de l'atteindre sûrement. En pareil cas, c'est donc encore à la jambe qu'il faut faire la section.

Il nous reste à parler des longs fléchisseurs des orteils. Quoique ces muscles aient été divisés à la jambe, ils y sont trop profondément placés pour qu'il convienne de les chercher dans cette région. Ce n'est qu'au pied, principalement sur les premières phalanges, qu'on pratique ordinairement leur section. Le long fléchisseur du gros orteil a pu aussi être aisément divisé sur le bord interne de la plante du pied, où sa rétraction le rend souvent saillant.

On a encore pratiqué dans les pieds-bots la section de l'aponévrose plantaire, de l'adducteur du gros orteil, du court fléchisseur des orteils; rien de particulier dans le procédé. Mais on n'a plus, comme pour les muscles précédents, des cordes nettement circonscrites; on coupe ces parties où elles font bride, et, autant que

(1) *Médecine opératoire*, t. I, p. 570, 2e édit.

possible, du côté externe et en arrière, pour éviter les vaisseaux et nerfs plantaires.

Phénomènes de réparation après la ténotomie.— *Phénomènes de réparation après la section du tendon d'Achille.* —Étudions maintenant les phénomènes de réparation qui succèdent à la section des tendons. C'est surtout dans les divisions du tendon d'Achille que ces phénomènes ont été bien suivis.

Immédiatement après la section, les deux bouts du tendon laissent entre eux un intervalle plus ou moins grand, occupé par le tissu cellulo-aponévrotique qu'on nomme gaîne du tendon. Cette gaîne, entamée par l'instrument, forme une sorte de canal cylindrique, adhérent aux deux bouts. Vous pouvez voir cette disposition sur ces pièces préparées à l'amphithéâtre, et sur cette planche de M. Pirogoff, savant chirurgien russe. C'est dans cette enveloppe, dans cette sorte de *péritène,* que se passe le curieux phénomène de la réparation, comparable à celui dont le *périoste* et le *périchondre* sont le siége dans les fractures des os et des cartilages.

Ce phénomène de réparation comprend deux périodes : 1° la période d'inflammation; 2° la période de réunion.

La période d'inflammation ne manque jamais. Vous entendrez parler d'une prétendue *organisation immédiate* des plaies sous-cutanées, sans inflammation préalable. Tout ce qu'on a dit à cet égard n'est qu'un roman.

L'inflammation se développe, comme dans toutes les lésions traumatiques des tissus vivants chez les animaux à sang chaud, plus ou moins promptement après la section; plus tard chez les sujets paralytiques, à circulation faible. Dans les cas ordinaires, cette inflammation est peu intense et n'a rien d'aigu. Ses symptômes sont : un léger gonflement dans la gaîne, une sensibilité morbide et une injection vasculaire dans le même lieu.

Mais l'effet spécial de cette inflammation, c'est une exhalation abondante de lymphe plastique, de plasma. Cette matière organisable se voit quelquefois à l'œil nu chez le cheval. Tous les observateurs l'ont vue, au microscope, dans les expériences sur des chiens et des lapins. Je l'ai moi-même constamment rencontrée dans une suite d'observations microscopiques que j'ai faites avec M. Mandl.

Ce plasma, plus ou moins distinct du sang épanché, se trouve à l'intérieur de la gaîne, dans son épaisseur, à la surface des bouts tendineux, enfin dans toute la sphère de la plaie sous-cutanée.

Suivant l'époque où on l'examine, il offre un aspect différent. Il subit, en effet, des transformations analogues à celles du blastème, dans la formation normale du tissu cellulaire. Il augmente peu à peu de consistance, se pénètre de vaisseaux, devient fibreux, et s'unit aux deux bouts du tendon et au tissu primitif de la gaîne, à laquelle il donne une densité nouvelle.

C'est alors la deuxième période de la réparation. Le plasma est organisé ; un lien nouveau s'est formé, réuni aux deux extrémités tendineuses, qui sont renflées ; c'est un véritable *cal tendineux*. Le renflement de ces extrémités s'efface plus tard, et on ne peut plus les distinguer. Cependant, à l'examen d'une coupe comprenant le tendon et la cicatrice, on voit une ligne de démarcation entre le tissu nouveau et le tendon. Les fibres du premier sont grisâtres; elles tranchent avec l'aspect nacré, brillant des fibres tendineuses; elles ne sont point fasciculées en lignes parallèles, mais finement entrelacées en tous sens.

Avec l'âge, cette cicatrice devient de plus en plus dense ; on l'a vue comme cartilagineuse. A la mort de Hunter, qui s'était rompu le tendon d'Achille quinze ans auparavant, on trouva la cicatrice osseuse.

Je vais maintenant opérer devant vous deux enfants de nos salles.

L'un est cette petite fille de 6 ans 1/2 qui arrive de la campagne. Elle a un pied-équin à gauche, avec pied creux du long fléchisseur des orteils; le pied est dans l'adduction; les muscles fléchisseurs du pied sur la jambe sont paralysés, et ne se contractent même pas par l'excitation électrique. Cette paralysie a succédé, au dire des parents, à une chute arrivée pendant un accès de fièvre à l'âge de 22 mois; il est plus probable qu'elle a été produite par la fièvre elle-même.

Je vais faire la section du tendon d'Achille, en appliquant le procédé que je vous ai décrit. Avec l'aiguille en fer de lance, je fais, à 2 millimètres du bord interne du tendon, une incision longitudinale qui ressemble à une piqûre de vaccine. J'introduis par cette piqûre le ténotome mousse entre la peau et le tendon; je retourne l'instrument, et, par des pressions successives et de de légers mouvements de scie, je divise le tendon. Vous entendez le craquement du tissu qui cède. La section du tendon d'Achille est complète, et vous pouvez constater immédiatement le vide considérable que laisse l'écartement des bouts. Cependant le plantaire grêle a échappé à l'instrument; je réintroduis celui-ci, qui le divise facilement. Il s'est à peine écoulé quelques gouttes de sang; une compresse et quelques tours de bande sont appliqués, après qu'on a recouvert la petite incision cutanée d'un morceau de taffetas adhésif. On va replacer aujourd'hui même le pied dans l'appareil que portait déjà l'enfant.

L'autre enfant est un garçon de 10 ans 1/2, que je vous ai déjà présenté dans la cinquième leçon; il est atteint d'un pied-équin creux, avec un léger degré de varus. Quand l'enfant est debout, le poids du corps suffit pour ramener le pied à angle droit sur la jambe; mais aussitôt que le pied est soulevé ou qu'il n'est plus maintenu, le triceps sural se rétracte fortement, et l'enfant ne touche plus le sol que par les orteils et la saillie sous-métatarsienne. Les causes de cette déviation du pied sont un peu obscures : à 4 ans, l'enfant aurait eu une fièvre qui se serait terminée par une hémiplégie. Peu à peu les mouvements se rétablirent, mais irrégulièrement, et il est resté la déformation du pied dont je viens de parler, et une flexion considérable du coude et de la main, du côté gauche.

Je vais pratiquer, comme chez la petite fille, la division du tendon d'Achille, et par le même procédé, par la section sus-tendineuse, parce que la conformation du talon est la même. L'incision cutanée se trouve un peu plus grande, aussi s'introduit-il un peu d'air ; vous savez que je n'y attache pas d'importance, dès que l'occlusion de la piqûre ferme toute communication avec l'extérieur. Mais l'un de vous me fait remarquer que la section ne lui paraît pas complète, qu'il trouve sous le doigt une bride assez résistante, et il m'engage à la diviser, en introduisant de nouveau le ténotome. Je suis bien aise que vous soyez témoins de cette petite difficulté. Ce qui trompe quelquefois, en effet, comme je vous l'ai dit, c'est la résistance qu'offre au doigt la gaîne cellulo-fibreuse du tendon. Quand il reste réellement une portion du tendon, il ne se fait pas un écartement aussi considérable des deux extrémités tendineuses ; ici, au contraire, vous sentez nettement les deux bouts très distants l'un de l'autre, la section est bien complète (1). Même pansement que dans le premier cas.

Dixième Leçon.

Phénomènes de réparation après la section des autres tendons. — Nous avons étudié, dans le tendon d'Achille, les phénomènes de réparation qui succèdent à la ténotomie.

(1) La bride signalée ci-dessus a, en effet, disparu le lendemain, avant l'application de l'appareil mécanique ; ce qui ne serait pas arrivé si elle avait été formée de fibres restées intactes.

Il se passe des phénomènes analogues après la section des autres tendons du pied, sauf quelques différences qui tiennent aux tendons eux-mêmes et à la disposition des parties qui les entourent.

Pour les péroniers latéraux, les phénomènes sont les mêmes que pour le tendon d'Achille; seulement leur accollement réciproque et la proximité de l'os les exposent à contracter plus facilement des adhérences qui peuvent gêner leurs mouvements, en les empêchant de glisser l'un sur l'autre ou à la surface du péroné.

Les fléchisseurs du pied sont dans des conditions un peu moins favorables, et leur réunion, après leur section sur le coude-pied, peut être aisément entravée par un trop grand écartement des extrémités tendineuses ou par des mouvements trop répétés.

Ces deux circonstances nuisent, en effet, au travail de réparation; le tendon d'Achille lui-même ne se réunit pas ou ne se réunit qu'imparfaitement, quand il existe entre ses bouts un écartement de plusieurs pouces, ou quand ils sont exposés à des mouvements continuels.

Mais c'est surtout au jambier postérieur, aux péroniers en arrière et au-dessous de la malléole, aux fléchisseurs des orteils dans leurs coulisses phalangiennes, que le travail de réparation rencontre des obstacles qui n'existent pas au tendon d'Achille. Les tendons renfermés dans des coulisses ostéo-fibreuses ne sont pas environnés de tissu cellulaire, et le plasma doit provenir alors, soit des deux bouts du tendon, soit de la synoviale. Si les tendons sont très grêles, et leurs bouts trop éloignés après la section, la production plastique peut être insuffisante pour combler leur intervalle; si l'exhalation plastique s'étend au feuillet pariétal de la membrane synoviale, il y aura des adhérences dans la coulisse ostéo-fibreuse, et le mouvement du muscle sera aboli; les tendons accolés pourront aussi s'unir, et leur action isolée sera compromise.

Sans doute, on diminue ces chances fâcheuses, en ayant soin de ne diviser la gaîne fibreuse que dans le plus petit espace possible; de ne pas dépasser les limites du tendon; de maintenir les bouts tendineux suffisamment rapprochés; d'empêcher tout mouvement nuisible. Mais, malgré toutes ces précautions, on n'est pas certain, la plupart du temps, d'obtenir une réunion complétement satisfaisante, dans plusieurs des cas que je viens de mentionner.

C'est ce qui résulte des faits produits dans une discussion mémorable de l'Académie de médecine, en 1842, à l'occasion de la présentation de quelques tendons que j'avais divisés sur des chiens, tués plus ou moins longtemps après la section. Il s'agissait, à la vérité, des muscles de la main; mais les mêmes considérations s'appliquaient évidemment au pied, *pes altera manus.* C'est ce que M. Velpeau fit très bien ressortir, en posant, à l'égard des muscles du pied, des principes analogues à ceux que je viens de développer devant vous (2).

Au reste, la doctrine de la ténotomie est loin de posséder, pour les tendons dont il s'agit, des données anatomo-pathologiques aussi précises que pour le tendon d'Achille. Il faudrait des expériences multipliées sur les animaux, dans des conditions diverses; des recherches nouvelles sur l'état anatomique et physiologique des muscles divisés chez l'homme, pour fixer la science sur ce point. C'est une lacune sur laquelle j'appelle l'attention de nos candidats au doctorat; déjà l'un de leurs devanciers, M. Acher, s'est attiré de justes éloges par une très bonne thèse sur la réunion des tendons, à une époque où la ténotomie ne fournissait aucun des faits qui pullulent aujourd'hui de toutes parts.

En attendant qu'un travail analogue nous apporte de nouvelles

(2) Velpeau, *Discours sur la ténotomie*, *Bulletin de l'Académie de médecine*, t. VIII, p. 353.

lumières, je ferai remarquer que, heureusement pour le praticien, les fonctions du pied n'exigent pas la même précision de mouvements que celles de la main. Il en résulte que l'on peut souvent, sans préjudice pour les malades, et même à leur avantage, pratiquer au pied des sections qui affaiblissent ou détruisent l'action de certains muscles, si c'est le seul moyen d'obtenir une rectitude indispensable aux fonctions du membre.

Accidents de la ténotomie. — Je vous ai décrit ce qui se passe après la section des tendons dans le plus grand nombre des cas; mais les suites de la ténotomie ne sont pas toujours aussi simples: la fièvre traumatique, des symptômes nerveux, l'érysipèle, la phlébite, et surtout l'inflammation phlegmoneuse, la suppuration, tels sont les accidents qui peuvent suivre, exceptionnellement il est vrai, les sections tendineuses.

Le moins rare de ces accidents est la suppuration. Celle-ci se déclare, tantôt d'emblée, dans tout le trajet parcouru par l'instrument; tantôt elle commence à la petite plaie du tégument et s'étend de là aux parties profondes. Quelquefois enfin, la piqûre se ferme comme à l'ordinaire, et la plaie profonde suppure; le pus se fraie alors un passage par la piqûre, qui se rouvre, ou par un autre point des téguments.

Si la suppuration n'envahit que la petite plaie cutanée, le seul inconvénient qu'elle produit, c'est de gêner pendant quelque temps l'application de l'appareil. Mais si la suppuration est profonde, elle peut compromettre le résultat de l'opération en faisant ajourner forcément la suite du traitement. Elle peut aussi s'accompagner d'un état fébrile qui, surtout chez les jeunes enfants, est susceptible de produire une maladie sérieuse.

Différentes circonstances peuvent amener cette suppuration : la trop grande étendue de la plaie des téguments, sa communication trop large ou trop directe avec la plaie du tendon, l'écartement forcé, le tiraillement, le frottement de ses bords, la pression de quelque pièce d'appareil. Une extension trop forte, exercée prématurément sur les tissus divisés, suffit quelquefois pour transformer l'inflammation plastique en inflammation suppurative. Il en est de même d'une idiosyncrasie, d'un état cachectique, de la scrofule, d'une maladie aiguë intercurrente. C'est ce qui vient de se passer sur la petite fille opérée dans la séance précédente. Chez cette enfant, l'opération a été exécutée très régulièrement; la piqûre n'était pas plus apparente qu'une piqûre de vaccine; il n'est pas entré d'air dans la petite plaie; et cependant, aujourd'hui, il y a un abcès dans la plaie tendineuse, et il sort du pus par la piqûre. Cette inflammation est causée par une scarlatine qui s'est déclarée quarante-huit heures après l'opération. On ne nous avait pas prévenu, en nous amenant cette enfant, qu'elle toussait un peu et qu'elle se plaignait déjà d'une légère céphalalgie; la maladie était alors évidemment à sa période d'incubation.

La suppuration peut encore être la suite d'un épanchement sanguin trop considérable; habituellement, néanmoins, un trombus, même volumineux, finit par être résorbé, et la cicatrice du tendon se forme comme à l'ordinaire; seulement, la cavité de cette cicatrice s'efface plus lentement, et on y trouve, longtemps après la section, les restes du coagulum décoloré. Ce coagulum ne joue ici que le rôle de corps étranger. Prétendre avec M. Ammon (1) que ce sang fournit à la nouvelle substance des matériaux organisables, c'est énoncer une opinion qui ne repose jusqu'à présent sur aucune preuve ; ajouter avec MM. Pirogoff (2) et Kœrner (3) que la cicatrice est d'autant plus forte qu'il y a plus

(1) *Physiologia tenotomiæ*; voyez l'*Expérience*, n° du 20 décembre 1837.
(2) *Ueber*, etc., ou *De la section du tendon d'Achille*, Dorpat, 1840, fol.
(3) *Annales de la chirurgie franç. et étrang.*, t. VII, p. 270, 1843.

de sang épanché, c'est avancer une erreur démentie par des faits journaliers.

Plusieurs des causes de suppuration que je viens d'indiquer résultent, comme on a pu le voir, de la manière dont la ténotomie a été pratiquée et des soins consécutifs.

Il y a donc des conditions propres à assurer généralement, sinon constamment, l'innocuité des opérations de ténotomie. Ce sont : une piqûre de la peau aussi petite que possible et une prompte occlusion de cette ouverture ; une séparation aussi complète que possible entre la piqûre et la plaie des tendons ; un contact immédiat des tissus divisés ; l'éloignement des causes d'irritation et la surveillance attentive des applications mécaniques.

On a beaucoup disserté sur les effets de l'influence de l'air dans les plaies sous-cutanées, et on y a attaché beaucoup trop d'importance. Si l'air ne se renouvelle pas, s'il est simplement emprisonné sous la peau, il est rapidement absorbé et sa présence momentanée ne produit pas le moindre accident. C'est ce que j'ai observé bien des fois, et ce que M. Malgaigne a constaté par des expériences directes sur les animaux (1). Chez le jeune garçon opéré dans la précédente séance, l'incision cutanée a été un peu plus large que chez la petite fille ; il y est entré de l'air, donnant la sensation d'une crépitation sous-cutanée. Malgré cela, l'opération a suivi son cours habituel, et aujourd'hui c'est à peine si, en pressant l'intervalle de la section, on fait naître une légère douleur.

On traite les lésions accidentelles qui se manifestent après la ténotomie comme lorsqu'elles surviennent par d'autres causes. En général, elles n'ont pas de conséquences graves. Je ne connais pas de cas de mort à la suite de la ténotomie pratiquée pour le pied-bot.

Malgré ces accidents, la réparation se fait de la même manière

(1) Voyez *Bulletin de l'Académie de médecine*, t. VIII, p. 718.

que quand ils ne se sont pas présentés. On a observé au tendon d'Achille une foule d'exemples de cette réunion, chez l'homme et chez les animaux ; la cicatrice tendineuse ne différait pas, dans ces plaies suppurantes, de celle qui se produit dans les cas ordinaires. Quelquefois seulement, la réunion est précédée de l'exfoliation d'une partie du tendon, et après la guérison, la cicatrice conserve en général des adhérences avec la peau et les parties profondes.

Mode d'action de la ténotomie dans les pieds-bots. — On comprend le mode d'action de la ténotomie dans la cure des pieds-bots. Mais une question diversement résolue est celle-ci : comment la réunion des tendons divisés ne reproduit-elle pas la déviation? Stromeyer l'expliquait en disant que la section du tendon faisait cesser le spasme musculaire, qui ne s'opposait plus dès lors à l'allongement du muscle ; mais il n'admettait pas que cet allongement fût dû à la présence d'une substance de nouvelle formation, car la réunion se faisait, selon lui, presque bout à bout.

Cette opinion n'est plus soutenable devant les faits nombreux qui en démontrent l'inexactitude. L'allongement du muscle résulte, en effet, de l'interposition de la nouvelle substance entre les deux côtés de la section. Le bout supérieur du tendon ne descend *jamais* au-dessous du lieu où la section a été faite, comme cela devrait être, s'il y avait allongement du corps charnu ; il remonte, au contraire, dans beaucoup de cas, par la rétraction des fibres musculaires. Quant au bout inférieur, il descend et s'éloigne du supérieur en proportion de l'abaissement de son point d'insertion, abaissement qui résulte de l'influence du traitement mécanique sur la position des os. C'est ce qu'il est facile de constater, par exemple, au tendon d'Achille, attiré en bas avec le talon, que les appareils ramènent au contact avec le sol.

Aussi qu'arrive-t-il, si les moyens mécaniques ou l'action des muscles antagonistes ne rétablissent pas la position normale du pied? Le bout inférieur n'étant pas écarté suffisamment du supérieur, la cicatrice tendineuse est trop courte et le muscle est presque aussi rétracté qu'avant l'opération.

Ce résultat nul de la ténotomie se voit aussi dans les cas où le traitement mécanique, convenablement employé au commencement, n'a pas été assez longtemps mis en usage; le tissu cicatriciel, que l'on a cessé d'étendre avant son entier développement, se rétracte, comme tous les tissus cicatriciels, et la difformité est reproduite en tout ou en partie.

Ce fait répond victorieusement à ceux qui reprochent à la ténotomie de trop affaiblir le muscle en l'allongeant, puisque, si cet allongement n'est pas suffisant, le muscle a encore assez de force pour reproduire la déviation. Sans doute, en exagérant l'extension, on peut amener une débilité du muscle; c'est au médecin à agir dans les limites convenables.

Section des ligaments. — On ne s'est pas borné à couper les tendons dans les pieds-bots, on a encore divisé les ligaments. L'idée est rationnelle en théorie; est-elle réalisable dans la pratique? La plupart des chirurgiens ne l'ont pas cru sans doute, car cette opération a peu cours aujourd'hui. M. Velpeau a bien parlé, dès 1839, de la section des ligaments latéraux de l'articulation tibio-tarsienne; mais il ajoute qu'il est douteux que l'indication d'une opération semblable puisse se présenter aux pieds (1).

Cependant cette opération a été pratiquée, depuis, un certain nombre de fois. On a divisé, dans le varus, non seulement une partie du ligament interne ou deltoïdien, mais encore les fibres ligamenteuses internes des articulations astragalo-scaphoïdienne et scaphoïdo-cunéennes. On a peu fait connaître les détails et les résultats de ces opérations; il paraîtrait même qu'on n'a pas tou-

(1) Velpeau, *Médecine opératoire*, 2e édit., t. I.

jours bien su ce que l'on coupait, car, dans quelques observations isolées, on nomme des ligaments inconnus dont on aurait fait la section, tels qu'un ligament *tibio-calcanien externe*, un ligament *astragalo-scaphoïdien* qu'on trouverait au bord *interne* du pied.

Au surplus, de graves objections s'adressent à cette méthode. Quelles que soient les connaissances anatomiques et l'habileté de l'opérateur, il ira le plus souvent au hasard; des tendons qu'il serait préférable de respecter seront coupés; des vaisseaux et des nerfs pourront être atteints; souvent la section des fibres ligamenteuses aura une étendue insuffisante. Il faut aussi tenir compte de l'ouverture des articulations. Bien que ces tentatives aient fait connaître le peu de danger de ces plaies articulaires, quand elles sont sous-cutanées, on ne peut être assuré de leur constante innocuité. Ces différents motifs doivent engager, en définitive, à s'abstenir en général d'une opération dont les avantages sont le plus souvent problématiques. Si, dans un cas donné, on se décidait à y recourir, le procédé serait le même que pour la section des tendons.

Section des brides accidentelles. — On a quelquefois à diviser, avec les tendons, des brides cutanées ou fibro-cellulaires, qui ne peuvent s'étendre par la seule action des moyens mécaniques. C'est ce qui a été pratiqué avec succès par Vallin, de Nantes, dans un talus dont je vous ai déjà parlé. Le second moule en plâtre, que je vous présente, montre à quel point cette opération a modifié la difformité représentée par le premier moule.

Indications de la ténotomie. — Quelles sont, dans le pied-bot, les indications et les contre-indications de la ténotomie?

Je poserai d'abord en principe que, malgré son innocuité presque constante, la section des tendons, comme toute autre opération chirurgicale, ne doit être pratiquée que lorsqu'un traitement plus doux ne peut conduire au même résultat.

Ainsi, dans la rétraction commençante, même congénitale, quand le muscle cède à l'extension, la ténotomie est, en général, superflue ; il faut se borner à l'emploi des moyens mécaniques continué pendant un temps suffisant.

Dans les rétractions plus anciennes ou plus avancées, la ténotomie est la règle, même dans la première enfance ; le traitement mécanique exclusif est l'exception. Mettez en balance, d'un côté, la durée du traitement quatre ou cinq fois plus longue, la somme de douleurs qu'il produit, les insomnies, les chances d'excoriations, de gangrène même, et de l'autre, la rapidité de la cure, la faible douleur de l'opération, ses suites ordinairement si simples, et vous n'hésiterez pas dans le choix.

L'utilité de la ténotomie est encore démontrée par deux autres avantages. Quand on n'employait que les moyens mécaniques, la flexion du pied, dans la guérison du varus, du pied équin, dépassait rarement l'angle droit, au moins d'une manière durable ; c'était un résultat imparfait. Avec la ténotomie, on obtient un mouvement de flexion plus étendu. En second lieu, les muscles fortement rétractés, lorsqu'ils sont simplement allongés par l'extension, ont beaucoup plus de tendance à se rétracter de nouveau, que s'ils ont été divisés et allongés par une substance intermédiaire.

J'ai dit que le traitement du pied-bot congénial devait commencer à la naissance. La ténotomie est-elle également applicable à cet âge? Quand j'ai eu à la pratiquer dans la première année, son innocuité m'a paru la même que dans un âge plus avancé. Cependant il me paraît sage, en général, d'attendre quelques semaines ou même quelques mois après la naissance. Pendant ce temps, on s'assure de la santé générale, de la force, des chances de vie de l'enfant ; on en profite aussi pour reconnaître sa *tolérance* à l'égard des moyens mécaniques, pour s'assurer du degré de rétraction des muscles. Suivant le résultat de ces observations, on avance ou on recule le moment d'agir. C'est cette pratique que je suis relativement à cet enfant, que vous avez déjà vu. Il est âgé de 19 jours, et affecté d'un varus congénial gauche. Son état général est très satisfaisant. Vous voyez que son pied est maintenu dans l'appareil de M. Jules Martin, et l'enfant le supporte assez bien. Je pratiquerai la ténotomie quand j'aurai la certitude qu'il y est tout à fait habitué.

Jusqu'à quel âge la ténotomie peut-elle être utile dans le pied-bot ?

C'est moins de l'âge que de l'ancienneté et du degré de la difformité qu'il faut tenir compte dans le pied-bot accidentel. On peut opérer avec succès à tout âge, quand la déviation ne date que d'un petit nombre d'années.

Dans le pied-bot natif, il est rare qu'on obtienne un bon résultat au delà de 15 ou 20 ans. Cette limite est toutefois subordonnée à l'espèce de déviation. La section des tendons est plus longtemps efficace dans le pied équin, dans le talus; elle est bien plus tôt contre-indiquée par l'âge dans le varus et même dans le valgus. Tout dépend du plus ou moins de développement des éléments de la difformité. Tant que l'élément musculaire prédomine, la ténotomie peut réussir; si c'est l'élément fibreux ou osseux, l'opération est contre-indiquée dans les pieds-bots très anciens. Dans ces conditions, on est exposé par l'opération à détruire des dispositions anatomiques nouvelles, créées par la nature pour suppléer aux dispositions normales; et, à supposer qu'on arrive à procurer au malade un membre moins difforme, il peut se faire qu'il soit moins propre à remplir ses fonctions.

Doit-on opérer le pied-bot paralytique?

Cette question si simple rappelle des souvenirs brûlants. En 1843, ces indications des sections tendineuses passionnèrent toute la presse médicale. Un de vos plus brillants professeurs actuels,

M. Malgaigne, dut les discuter devant un tribunal assurément peu compétent en pareille matière. Il en sortit avec les honneurs du triomphe.

Mais la question médicale ne fut peut-être pas jugée alors avec tout le recueillement nécessaire.

Voici, à mon avis, la conduite à tenir : si les paralysies et les contractures sont telles qu'après la ténotomie, la marche doive devenr plus facile, il faudra opérer; il en sera de même quand, la progression étant peu gênée, on pensera que les progrès de la déviation la rendront à la longue plus difficile. Mais si vous avez affaire à une paralysie trop étendue pour que le membre, une fois redressé, serve à la locomotion, abstenez-vous de toute opération.

La brièveté du membre, dans le pied équin, est-elle une contre-indication au traitement? Cette déformation devient utile, a-t-on dit, en ce qu'elle rétablit la longueur du membre. Cela est vrai, et on ne devra pas opérer, si la déformation du pied ne fait pas de progrès. Mais si celle-ci augmente au point de devenir plus nuisible que la brièveté du membre elle-même, l'opération sera utile.

La ténotomie étant indiquée, il reste à déterminer quels sont les muscles qu'on doit diviser. J'ai déjà dit que, dans mon opinion, il ne faut diviser que ceux qui ne cèdent pas facilement à l'action des machines. Vous lirez telle observation de pied-bot où l'on a pratiqué dix ou douze sections musculaires ou ligamenteuses sur des enfants de 9 ans, de 5 ans : c'est l'abus d'une bonne méthode.

C'est presque toujours le tendon d'Achille qui présente une résistance sérieuse; c'est lui qu'il faut le plus souvent couper. Cette section est généralement la seule qui soit indiquée dans le varus congénial, dans le pied-équin, même compliqué de varus léger, de pied creux. Après la première enfance, c'est encore le triceps sural qui produit une résistance capable d'empêcher la guérison. Les autres muscles du pied et l'aponévrose plantaire s'étendent le plus souvent par la seule action des machines. Si pourtant, après l'emploi des moyens mécaniques, l'extension de ces parties n'est pas suffisante, on sera toujours à temps de les diviser, après avoir bien constaté quelles sont celles qui résistent encore. On suivra la même règle dans le talus et dans le valgus. Les fléchisseurs du pied, les péroniers latéraux réclament, en effet, bien moins souvent que le triceps sural l'emploi de la ténotomie.

Une dernière question à résoudre, c'est de savoir s'il faut pratiquer une nouvelle section, quand la déviation se reproduit après une première opération, ou encore quand, par une cause quelconque, celle-ci n'a eu qu'un résultat incomplet.

Si la cicatrice tendineuse est demeurée extensible, si elle cède facilement aux moyens mécaniques, une nouvelle section est inutile. Mais si cette cicatrice a déjà acquis trop de consistance, ce qu'on reconnaît aisément aux premiers essais de traitement mécanique, il faut pratiquer une nouvelle section.

Moyens médicaux. — Les longs détails qui précèdent, touchant les moyens mécaniques et les procédés ténotomiques appliqués à la cure du pied-bot, vous ont peut-être fait perdre de vue une troisième série de moyens, faisant partie de ce traitement : ce sont les moyens spécialement dirigés contre les causes, effets ou complications de cette difformité. Je ne vous en dirai qu'un mot.

M. le docteur Dancel, dans une brochure publiée en 1843, disait : « La compression nous a parfaitement réussi à enlever la rigidité, la contraction permanente, qui existaient chez deux personnes qui avaient eu l'articulation tibio-tarsienne longtemps sans mouvement (1). » L'auteur rapporte les deux observations ; il y avait des pieds équins accidentels. Un bandage compressif a suffi pour faire cesser le spasme des muscles du mollet.

(1) Dancel, *Traitement des fausses ankyloses*, p. 43, Paris, 1843.

C'est là un exemple des indications particulières qui dérivent de la considération des causes, dans la cure des pieds-bots.

L'atrophie du membre, effet constant de la difformité, n'est point effacée par les moyens mécaniques ni par la ténotomie. Elle réclame l'emploi des stimulants locaux les plus propres à activer la circulation et la nutrition du membre; tels sont : l'exercice musculaire, le massage, la percussion, la flagellation, les frictions excitantes, les bains et les douches d'eau froide, d'eau de mer, l'emploi des eaux thermales, sulfureuses, des bains de sable, de l'électricité, etc.

La paralysie partielle, complication si fréquente du pied-bot, sera combattue par des médications analogues; mais on mettra une grande attention à les appliquer uniquement aux muscles affaiblis, en localisant autant que possible l'effet de ces moyens.

Résultats du traitement des pieds-bots. — Les résultats définitifs du traitement des pieds-bots, en général satisfaisants, ne le sont pas également dans tous les cas. Dans les guérisons même les plus complètes, le pied réunit rarement tous les caractères de l'état normal, surtout si la déviation était congénitale. Sa forme conserve quelque chose de l'état primitif, ou s'altère par l'effet même des moyens de traitement. Le pied-équin creux peut conserver en partie sa courbure exagérée; le varus complétement redressé perd au contraire la cambrure naturelle et devient pied plat, sans que cela nuise à ses fonctions; le valgus pied plat ne recouvre que rarement la courbure normale, et la déviation en dehors ne disparaît même presque jamais entièrement, pour peu que le traitement ait été tardif. Les mouvements du pied laissent souvent à désirer. Leur étendue est moindre dans un sens ou dans l'autre, et fréquemment dans plusieurs sens à la fois. A-t-on trop forcé la flexion du varus, de l'équin, on perd dans le sens de l'extension ; a-t-on trop peu fléchi, la flexion est insuffisante. Les deux mouvements perdent à peu près également en étendue, si l'on a tenu le milieu entre ces deux extrêmes.

Quelles que soient ces légères imperfections, il suffit que la direction du pied soit à peu près normale, qu'il pose à plat sur le sol, qu'il se meuve de manière à accomplir le mécanisme de la progression, pour que le sujet retire de grands avantages de sa nouvelle conformation. Sa démarche devient assurée, sa claudication moindre ou nulle, et de plus, il échappe à toutes les chances fâcheuses que lui réservait l'avenir.

Nous allons terminer cette longue étude des pieds-bots, en vous montrant d'abord une série de moules en plâtre pris, sur chaque sujet, avant et après le traitement; puis un certain nombre de jeunes malades que j'ai soignés moi-même il y a plus ou moins longtemps. Vous aurez ainsi une idée exacte du pouvoir de l'art dans la cure du pied-bot.

Parmi les moules, ceux-ci sont remarquables par leur origine : ils représentent les jambes de l'unique sujet opéré par Delpech, en 1816. Ce malade avait alors 6 ans, et portait à droite un pied équin, avec pied creux. Delpech a fait dessiner le pied trois ans après l'opération. J'ai pu retrouver le sujet vingt ans après, et c'est le moule fait à cette époque que vous avez sous les yeux. Il vous offre donc un exemple très probant de la persistance de la guérison. Remarquez de chaque côté du tendon d'Achille ces cicatrices de deux pouces d'étendue; sur le dessin de Delpech, elles n'ont qu'un pouce de longueur, ce qui prouve qu'elles ont participé à la croissance de tout le corps. Le tendon offre un relief très prononcé, mais égal dans toute sa longueur, malgré l'exfoliation qui vint retarder la guérison. J'ai pu constater, sur le sujet, que la flexion du pied ne dépassait pas l'angle droit. Du reste, il y avait succès complet quant au rétablissement des fonctions locomotrices, malgré une petite déviation du pied en dehors que vous observez encore sur le moule. La jambe est restée atrophiée, et sa gracilité contraste, comme vous voyez, avec le volume de la jambe gauche, qui est normal.

Voici des moules de plusieurs jeunes sujets atteints de varus compliqué d'équinisme, comme à l'ordinaire. Vous voyez à côté les heureux résultats du traitement : il y a réduction des subluxations médio-tarsiennes ; seulement la plante du pied est légèrement aplatie ; le talon est abaissé ; le pied a une direction parfaite ; il pose bien sur le sol. L'angle aigu, que l'articulation tibio-tarsienne présente sur ces moules, vous montre l'étendue de la flexion, qui permettait aux malades d'exécuter régulièrement les divers temps de la marche.

Un exemple de varus plus prononcé est celui-ci : c'est le moule du pied d'un petit malade de l'hospice des Enfants-Trouvés. L'enfant marchait presque sur le dos du pied, comme le prouve cette large callosité qui faisait l'office de nouveau talon. Malgré une si grande difformité, vous voyez, par l'autre moule, que le redressement a été complet. Remarquez ces plis de la peau, là où existait le talon supplémentaire, complétement effacé maintenant.

Enfin, sur cette pièce sèche, vous pouvez mieux saisir encore les grandes modifications qu'apporte le traitement dans les déviations du pied. C'est le pied droit d'un enfant atteint de varus congénial double du deuxième degré. Ce moule représente la conformation du pied avant le traitement. Le petit malade avait 4 ans 1/2, lorsque je fis la section du tendon d'Achille ; le traitement consécutif amena le pied à la position représentée par ce second moule. L'enfant mourut cinq ans après d'une méningite tuberculeuse. Vous pouvez voir sur le pied qui m'a été remis, qu'il n'y a plus de subluxations ; le calcanéum est placé horizontalement ; le cuboïde forme seulement une légère saillie à la plante, et le bord interne du pied est un peu trop élevé. Remarquez aussi que le tendon d'Achille n'offre plus à l'extérieur de traces de la cicatrice, tant la réparation a été complète. L'abandon dans lequel l'enfant est resté dans les dernières années de sa vie, explique ce qui peut manquer à cette guérison, déjà très satisfaisante.

Passons maintenant à l'examen d'enfants que j'ai opérés il y a quelques années. Ces exemples vivants vous frapperont encore davantage.

Georges Watts, âgé de deux mois, était atteint d'un varus congénital à gauche; je fais la section du tendon d'Achille le 15 septembre 1843 ; pendant trois mois, l'appareil est appliqué par la mère, mais avec beaucoup de négligence; aussi, au bout de ce temps, la flexion du pied n'arrive pas encore à l'angle aigu. On cesse alors tout traitement jusqu'en 1854; dans le courant de cette année, c'est-à-dire après onze années d'abandon complet, le traitement est repris, et l'appareil porté nuit et jour. Au mois d'octobre, le pied était complétement redressé et la flexion se faisait à angle aigu. En juin 1855, je constate que la guérison se maintient. Aujourd'hui (25 juillet 1856), vous voyez que l'étendue des mouvements est presque normale; ce garçon fléchit le pied à angle aigu, et il l'étend de manière à pouvoir marcher sur la pointe; le pied a conservé sa concavité normale. Ce fait vous montre à quel point, dans certains cas, la cicatrice tendineuse conserve son extensibilité, puisque, onze années après l'opération, il a suffi d'employer les appareils mécaniques pour obtenir une guérison si parfaite.

Marie Pavard porte un varus double, du premier degré à droite, bien plus marqué à gauche. A 5 mois, je fais la section des deux tendons d'Achille, le 26 février 1855. Le traitement mécanique est suivi avec soin; et dès le 5 juillet, le pied droit est bien redressé, et la guérison très avancée à gauche. Trois mois après, l'enfant marchait seule, les pieds bien à plat; la flexion atteignait des deux côtés un angle très aigu. Vous voyez aujourd'hui que les mouvements des pieds sont très étendus; il reste à compléter la guérison par des soins consécutifs.

Adrien Cottereau, atteint d'un varus gauche, est opéré à 8 mois, le 2 mai 1850. Au mois de juin, l'enfant contracte une pneumonie, et on ne peut reprendre le traitement mécanique qu'au milieu de juillet. Au mois d'octobre, le redressement est complet, et l'enfant abandonne l'appareil en juin 1851. Aujourd'hui, la conformation du pied est un peu moins régulière; ses mouvements sont un peu moins étendus que chez les enfants précédents; la guérison est moins complète, ce qui tient à la pauvreté de l'enfant, au défaut de soins des parents, à la difficulté d'avoir de bons appareils, vu leur prix élevé.

Léon Deshayes, âgé de 6 ans, vient dans mes salles le 10 juillet 1855, pour être traité d'un pied-bot varus gauche congénial. La difformité est très prononcée; la plante du pied est tout entière dirigée en arrière, et le pied ne pose que par son bord externe. La jambe est un peu atrophiée. On applique aussitôt l'appareil redresseur; mais diverses causes obligent à en suspendre souvent l'usage; il survient une phlyctène au côté interne du pied, et un peu plus tard, l'enfant est atteint d'une scarlatine, suivie de convulsions, qui menacent sa vie. Enfin, le 20 janvier 1856, je coupe le tendon d'Achille, et depuis ce moment le pied est maintenu dans l'appareil. Je vous montre ce cas comme un exemple des difficultés que fait éprouver au chirurgien l'indocilité des malades. Cet enfant, malgré tous nos soins, a relâché presque chaque jour les courroies de l'appareil : aussi, le redressement est-il encore incomplet. C'est peut-être un de ces cas où il est indiqué de recourir à la section des ligaments, en raison surtout des difficultés qu'une surveillance continue rencontre dans la pratique des hôpitaux.

Tous les cas dont je viens de parler n'ont trait qu'au varus. Voici deux moules qui représentent le pied droit d'un enfant atteint de talus, avant et après le traitement. Cet enfant, né le 30 mai 1839, portait un talus-valgus double, congénial ; mais la difformité était bien moins prononcée au pied gauche. L'un de ces moules vous montre le degré de flexion du pied droit au moment de la naissance. J'appliquai les appareils vers la fin du mois suivant, et dès le mois d'août, les pieds avaient déjà gagné en extension. Mais le traitement fut négligé à ce moment ; on laissait les pieds libres pendant plusieurs semaines. En janvier 1841, les pieds posaient à plat dans la marche ; mais le résultat était encore imparfait ; l'extension ne dépassait guère l'angle droit, et la flexion était encore très étendue ; les pieds, surtout le droit, étaient plats et un peu renversés en dehors.

Quoique le traitement n'ait pas été suivi depuis avec plus de régularité, le succès a été complet. Je restai quinze ans sans revoir le malade, et ce moule, qui a été pris ces jours-ci, dix-sept ans après le premier, vous montre la conformation actuelle du pied. Le membre a été moulé dans sa plus grande extension, et vous pouvez voir que celle-ci est assez considérable pour que le jeune homme puisse marcher sur la pointe du pied. La flexion atteint un angle un peu moins aigu qu'à l'état normal ; la plante du pied a sa concavité naturelle. Le pied gauche a conservé une légère inclinaison en dehors, qui n'est pas assez forte pour gêner les mouvements.

Ce fait confirme deux principes que j'ai établis dans le traitement des pieds-bots, savoir : qu'on peut le plus souvent éviter la section des tendons autres que le tendon d'Achille, et qu'il y a grand avantage à commencer l'application des appareils peu de temps après la naissance.

ART. II. — DU RACHITISME.

Entre le pied-bot et le rachitisme, tout est contraste.

La première de ces deux affections est une lésion purement mécanique, qui n'affecte que la surface des os, qui frappe presque uniquement les articulations, et qui est presque toujours consécutive à une lésion du système musculaire.

L'autre est une lésion dynamique, vitale, qui s'attaque au cœur même de l'os, qu'elle frappe dans sa continuité, dans sa diaphyse ; c'est une affection primitive des os.

Définition. — Je définirai le rachitisme : un vice d'ossification avec ramollissement, courbure et déformation des os.

Nomenclature. — D'où vient le nom qui désigne cette maladie? Quelle est sa signification ?

Il y a environ deux cents ans, vers 1645, huit médecins du collége de Londres mirent en commun leurs observations sur le ramollissement des os dans l'enfance ; ils chargèrent trois d'entre eux, mais principalement Glisson, de rédiger ces matériaux en un corps de doctrine ; bel exemple de concorde et de désintéressement à imiter, dit Van-Swieten !

Il fallait un nom pour désigner cette affection, que les nouveaux observateurs ne trouvaient décrite nulle part. « L'un de nous, raconte Glisson (1), tomba sur celui de *rachitis,* qui nous plut aussitôt. » C'était un mot simple, court ; et quoiqu'il ne fût pas exact de dire qu'il désignât la principale partie affectée au début de la maladie, l'événement donna gain de cause à Glisson et à ses collègues ; le nom a été accepté et conservé jusqu'à nous.

(1) De rachitide, *tractatus operâ primò ac potissimùm* Glissonii *conscriptus, adscitis in operis societatem* Bate et Regemorter, p. 5, Lond., 1650.

On a bien tenté de lui en substituer d'autres, celui de *cyrtonose*, par exemple, celui d'*ostéomalacie;* mais le premier est oublié, et le second n'est employé que pour désigner le ramollissement des os chez les adultes.

Ancienneté de la maladie. — Mais si le nom de *rachitis* était nouveau au XVIIme siècle, la maladie qu'il désigne l'était-elle aussi ? Glisson le croit : le rachitis, d'après cet auteur, aurait paru dans certaines contrées occidentales de l'Angleterre, une trentaine d'années avant l'époque où il écrivait, « autant, dit-il, que lui et ses collègues ont pu s'en assurer par les renseignements qu'ils ont recueillis (1). » Il est évident que cette assertion, sans preuves à l'appui, n'a pas une grande valeur.

Glisson a trouvé le rachitis désigné vulgairement dans les contrées où il l'a observé sous le nom de *the rickets, les nœuds.* Il n'a pu savoir à quelle époque, ni par qui cette dénomination a été introduite. Frappé de la ressemblance de *rickets* avec *rakitis,* il se demande si l'expression populaire ne viendrait pas de quelque érudit qui l'aurait dérivée, comme lui, du grec *rachis.* Rien ne prouve donc que ce mot, et par conséquent la chose qu'il exprime, ne soient pas beaucoup plus anciens que Glisson ne l'a supposé.

M. le professeur Trousseau, dans une de ces brillantes leçons que vous connaissez (2), a rappelé le vieux mot français *riquet,* qui ressemble tant à l'anglais *rickets,* et qui signifie *bossu.* Son antiquité plaide en faveur de celle du mot *rickets,* soit qu'il dérive de celui-ci, soit que les Anglais nous l'aient emprunté, ou bien que les deux mots, comme on l'a aussi supposé, tirent leur origine de l'allemand *rücken,* dos, que le peuple prononce *ricken.*

Le grand motif de Glisson pour croire à la nouveauté de cette

(1) *De rachit.*, p. 3.
(2) *Gazette des hôpitaux,* du 17 juillet 1856.

maladie, c'est qu'on n'avait pas décrit le rachitis avant l'époque où il l'a observé. Mais vous comprenez que la maladie pouvait exister, bien que les médecins ne l'eussent pas décrite.

On trouve d'ailleurs quelques traités antérieurs à celui de Glisson, qui est de 1650 ; je ne veux que les citer : une thèse de Leyde de 1645, par Whistler, et portant pour titre *The rickets ;* un article de Bootius, qui a décrit le rachitis en 1649, sous le nom de *tabes pectorea,* dans son traité *De affectibus à veteribus omissis ;* le traité de M. A. Séverin, *De gibbis, valgis, varis ;* l'auteur était presque contemporain de Glisson.

Outre ces auteurs, on trouve une foule d'observations éparses, bien antérieures au XVIIe siècle, et qui démontrent d'une manière irrécusable l'existence du rachitisme dans des temps fort reculés.

M. Beylard a présenté quelques-uns de ces faits dans son excellente thèse sur le rachitisme (1). M. Stanski (2) a cité d'après Reiske, un cas de ramollissement des os chez un adulte, qui remonte au temps des Arabes. On lit dans Fernel qu'un soldat avait les os des jambes, des bras, des cuisses, mous et flexibles comme de la cire (3). Du temps de Houllier, contemporain d'A. Paré, il y eut à Paris une femme dont tout le corps, mou et flexible, n'avait point d'os solides (4). Les auteurs allemands des XVe et XVIe siècles ont décrit une affection *cardiaque* de l'enfance, dans laquelle ils mentionnent une mollesse et des déformations des os, qui ne sont autres que celles du rachitisme (5).

Mais à quoi bon fouiller les œuvres des savants ? Le mot *chartre,* de *carcer,* prison, qui désigna longtemps les maladies de langueur

(1) Beylard, *Du rachitis, de la fragilité des os, de l'ostéomalacie*, Paris, 1852.

(2) *Des maladies des os désignées sous le nom d'ostéomalacie*, Paris, 1851.

(3) Fernel, *De abditis rerum causis*, l. II, c. 9.

(4) Hollerii, *De morbis internis, rara quædam*, p. 717, in-4°, Paris, 1611.

(5) Camerarius, *Disput. de rachitide*, Tubing., 1735.

de l'enfance, et en particulier le rachitisme, n'était-il pas d'un usage vulgaire bien avant Glisson? Toutes les langues d'Europe n'avaient-elles pas dès leur origine des mots répondant à ceux de *bancal, cagneux, raibos, blaisos* des Grecs, *varus, valgus, compernis* des Latins, pour exprimer les difformités qui sont l'effet du rachitisme.

Quant à trouver dans Hippocrate, Celse, Galien la description de cette maladie, c'est aller trop loin. Dernièrement M. Castagné, dans une thèse bien faite d'ailleurs, voyait le rachitisme dans un passage du traité *des Articulations* qui se rapporte manifestement au mal de Pott.

Mais l'ancienneté du rachitisme n'en est pas moins bien établie, et Van-Swieten n'était pas fondé à opposer à Zéviani les noms breuses lacunes des faits et des descriptions antérieurs aux travaux de Glisson. Il n'était pas besoin de la réunion de tous les symptômes du mal, pour prouver qu'il avait existé, alors qu'on trouvait des marques certaines de son passage.

Les historiens et les poètes nous fournissent, à cet égard, d'aussi fortes preuves que les médecins eux-mêmes.

On connaît ce passage d'Horace :

.... Hunc varum distortis cruribus (appellat pater)...

« Un père dit que son fils a les pieds un peu en dedans, quand ses jambes sont toutes tordues. »

Est-ce que ce *distortis cruribus* ne démontre pas clairement l'existence du rachitisme chez les Romains ?

Quoi de plus convaincant encore que cette épigramme de Martial :

Cùm sint crura tibi simulent quæ cornua lunæ,
In rhytio poteras, Phœbe, lavare pedes.

« Tes jambes, Phœbus, ressemblent au croissant de la lune, tu pourrais les baigner dans un cornet à bouquin. »

Je ne vous cite pas le Thersite d'Homère, l'Esope de toute l'antiquité, qui personnifie si bien une classe entière d'individus difformes, le Policinello de la renaissance des lettres, parce qu'on pourrait voir ici autre chose que des difformités rachitiques.

Etats qu'il faut distinguer du rachitisme. — Nous devons, en effet, limiter notre sujet. La déviation latérale du rachis peut dépendre du rachitisme, mais elle se rencontre très souvent aussi sans le moindre ramollissement des os, même antérieur à la déformation. Dans le mal vertébral, la déformation du thorax est un effet mécanique. L'ostéomalacie des adultes n'est pas le rachitisme des enfants. Je reconnais toutes les analogies signalées depuis longtemps entre ces deux états et invoquées de nouveau par MM. Stanski et Beylard; mais je ne puis admettre leur identité complète. J'en dirai autant du ramollissement des os produit par le cancer, le scorbut, ou par des causes toutes locales; des courbures liées à l'arrêt du développement de certaines parties des os chez le fœtus, etc.

J'écarte toutes ces lésions qui ont plus ou moins d'affinité avec le rachitisme, pour ne m'occuper que de la maladie que Glisson a décrite de main de maître.

ANATOMIE PATHOLOGIQUE DU RACHITISME.

LÉSIONS DU SYSTÈME OSSEUX. Le fait plus général, dans l'histoire du rachitisme, celui qu'on peut appeler primitif, c'est le trouble du grand acte de la nutrition qui crée la substance osseuse; c'est la marche anormale de l'ossification, de la formation des os; ce sont les lésions de texture qui en dérivent dans presque toutes les parties du squelette. C'est par l'examen de ce fait fondamental que nous commencerons l'étude du rachitisme.

Les altérations de la substance osseuse dans cette maladie présentent divers degrés qui forment autant de périodes successives, lorsque le mal ne s'arrête pas à son début, et qui, dans le cas contraire, constituent des formes ou des états différents.

Je rattacherai toutes les nuances du rachitisme à deux états des os qui caractérisent les deux périodes principales de la maladie ; et comme le système osseux se présente sous une troisième forme quand la guérison a lieu, j'établirai en tout trois périodes, répondant à trois états distincts, bien que ceux-ci ne se succèdent pas nécessairement.

Première période : état atrophique, ou résorption interstitielle des os.

Deuxième période : état fibroïde ou cartilaginiforme, ou de ramollissement.

Troisième période : état éburné.

Première période. — La première période est caractérisée par l'atrophie, par la raréfaction de la substance osseuse. Cette atrophie est plus sensible à l'intérieur qu'à l'extérieur des os. Elle résulte de la résorption interstitielle de la substance osseuse, qui n'est point remplacée par une nouvelle substance, comme dans la nutrition normale. Les aréoles du tissu spongieux s'agrandissent, ses lamelles s'amincissent ou disparaissent, et ce tissu lui-même devient moins abondant à l'intérieur des os longs, dans les os courts et dans l'épaisseur des os larges. Le tissu compacte forme sur tous ces os une couche plus mince ; mais il offre une disposition particulière dans la diaphyse des os longs ; il se creuse de cellules et prend en partie l'aspect du tissu spongieux. La paroi du canal médullaire se trouve ainsi divisée en plusieurs lames de substance compacte, séparées par ce tissu aréolaire. L'os devient alors plus léger, plus souple et plus fragile. Cette atrophie peut être rapprochée de celle qu'on observe chez les vieillards, où elle ne produit que la fragilité des os ; chez les enfants, elle les rend plutôt flexibles, parce que le tissu osseux est différent dans les deux âges.

La souplesse de l'os rachitique, dans cette première période, peut encore être accrue par un commencement de prédominance de ses éléments organiques. Je n'ai pu, à la vérité, constater la diminution de l'élément calcaire dans quelques analyses que j'ai fait faire d'os pris à cette période ; mais ces faits sont trop peu nombreux pour faire loi.

Le travail d'accroissement des os longs, qui se fait principalement aux extrémités de la diaphyse, n'est point interrompu; mais il est imparfait. Il n'y a que peu de temps que l'on connaît bien les phénomènes qui se passent dans cette circonstance, et ce sont surtout les nouvelles recherches de M. Broca qui ont jeté une vive lumière sur cette question. Ce que je vais vous dire ne sera presque qu'un résumé des travaux de M. Broca ; je suis heureux de pouvoir mettre sous vos yeux, pour l'élucidation de cet ordre de faits, des pièces et des dessins que je dois à la complaisance de ce chirurgien distingué.

Le tissu spongieux, incessamment produit dans l'état normal entre le corps des os longs et leurs extrémités épiphysaires, se développe incomplétement dans le rachitisme. Il s'arrête à l'une des phases de son évolution progressive.

En effet, d'après les observations de M. Broca (1), le changement du cartilage en os résulte ici de plusieurs transformations successives, démontrées par la présence de deux couches de nature différente entre la diaphyse et le cartilage épiphysaire des os des membres, de même qu'entre les côtes et leurs cartilages, et dans quelques autres points du squelette.

L'une de ces couches est du côté du cartilage ; M. Broca la nomme *tissu chondroïde*. L'autre est voisine de l'os ; il lui con-

(1) *Recherches sur le rachitisme*, extr. des *Bulletins de la Société anat.*, Paris, 1852.

serve le nom de *tissu spongoïde,* qui lui a été donné par M. Jules Guérin (1) dans le rachitisme, où M. Rufz, ancien interne de cet hôpital, l'avait déjà signalée (2). Il vaudrait peut-être mieux l'appeler tissu *ossiforme* ou *ostéoïde.*

Entre ces deux couches, il en est une troisième, intermédiaire, formée par des prolongements de la première couche qui pénètrent dans la deuxième : aussi cette couche intermédiaire a-t-elle été nommée *chondro-spongoïde.*

Les couches chondroïde et spongoïde sont très minces et se voient difficilement à l'œil nu dans l'état normal ; mais dans le rachitisme, leur épaisseur devient très sensible, parce que les nouvelles couches se produisent plus vite que les anciennes ne s'ossifient. Vous les voyez très distinctement sur ces pièces, et ces dessins faits d'après nature en donnent aussi une très bonne idée.

A l'extrémité des côtes, on en trouve aussi de très épaisses ; sur cette pièce, en voici de 2 à 3 centimètres d'épaisseur.

La texture de ces couches est très curieuse à observer au microscope. Je ne veux point entrer ici dans de longs détails graphiques ; je me bornerai à mettre sous vos yeux quelques-unes des figures de M. Broca et à vous retracer en peu de mots les apparences principales de chaque tissu, depuis le cartilage jusqu'à l'os.

1° Cartilage : le microscope y montre des corpuscules cartilagineux, disséminés ou logés dans des cellules particulières, au milieu d'une gangue amorphe.

2° Couche chondroïde : les cellules précédentes, ainsi que leurs granules, sont groupées d'abord en forme d'îlots à grand axe longitudinal. Ces îlots finissent par former des boyaux, séparés par des traînées transparentes, amorphes, dont les plus voisines

(1) *Gazette médicale,* 1839.
(2) *Gazette médicale,* 1834.

de l'os commencent à devenir fibreuses : ce sont les *rivières* de M. Broca.

3° Couche spongoïde : Élargissement des boyaux de la couche précédente, effacement des rivières par le contact des boyaux, structure fibreuse plus prononcée.

4° Os : Structure aréolaire, corpuscules osseux remplaçant les corpuscules cartilagineux.

Le tissu spongoïde normal présente d'abondants dépôts de substance calcaire et n'a pas de porosités ; celui des rachitiques renferme, au contraire, fort peu de matières salines et est criblé de fines porosités.

Notons encore que, dans le rachitisme, les granules des deux couches ont des formes bizarres et beaucoup plus irrégulières que dans les os sains.

Il est évident que la persistance, l'étendue, la mollesse de ces formes transitoires du tissu osseux, concourent puissamment à lui ôter sa solidité. Nous verrons ces circonstances jouer un grand rôle dans les déformations si prononcées du thorax.

Il n'est pas moins manifeste que les autres caractères atrophiques, précédemment indiqués, diminuent également la résistance des os, les rendent à la fois plus flexibles et plus fragiles. Aussi cet état des os, dans le rachitisme, joint à leur souplesse naturelle dans l'enfance, suffit-il pour déterminer, dès cette première période, des courbures plus ou moins considérables dans diverses parties du squelette. Peut-être aussi, comme je l'ai déjà dit, le tissu osseux est-il, en outre, déjà plus mou par la prédominance de la matière organique sur les principes calcaires; mais, en général, cette prédominance n'est bien sensible que dans la deuxième période.

Un autre caractère général des os rachitiques dans la première période, c'est l'abondance des vaisseaux sanguins. On a voulu voir dans ce fait une cause active de la plupart des modifications subies par le système osseux. Je n'ai rien observé qui soit de nature à me faire admettre cette opinion ; je n'ai pas vu non plus les prétendus épanchements sanguins sous-périostique et sous-médullaire auxquels on a prêté un grand rôle dans l'évolution du rachitisme.

Cette première période du rachitisme répond à ce degré de la maladie qui constitue les enfants *noués*, ainsi nommés des *nœuds* ou renflements formés par les extrémités osseuses ou cartilagineuses. Ces nœuds n'existent pas toutefois dès le commencement de cette période. Il y a un moment où la seule altération osseuse consiste dans l'excès de développement des tissus chondroïde et spongoïde, sans aucune manifestation extérieure : c'est ce que M. Broca appelle la *période latente* du rachitisme.

Deuxième période. — La deuxième période a pour caractère un état *fibroïde* des os. J'emploie ce mot *fibroïde*, pour ne pas dire *fibreux*, expression qui, en anatomie générale, a un sens équivoque. Le défaut de clarté qui en résulte était senti depuis longtemps, et c'est pour cela qu'on avait proposé les mots *desmeux*, *albugineux*, qui n'ont point été acceptés. Par transformation d'un tissu à l'état fibroïde, il faut entendre que ce tissu devient semblable aux tissus blancs analogues aux ligaments et aux aponévroses. Ceci posé, voyons ce qui arrive dans la deuxième période du rachitisme.

Il y a une décomposition chimique bien plus prononcée que dans la première période. L'os se déphosphate ; ce qui persiste n'est pas du vrai cartilage, c'est un tissu souple comme un ligament, c'est le parenchyme organique, fibro-celluleux, de l'os.

Cette décomposition a lieu surtout dans la diaphyse des os longs, mais elle se passe également dans les os plats et les os courts.

Sur la diaphyse des os longs, on voit se former des couches qui ne contiennent plus de matières salines, soit que ces couches en aient été privées dès leur formation, soit qu'il y ait eu résorption des sels calcaires par l'action directe du rachitisme. On a prétendu que ces couches étaient surajoutées à l'ancien os. Il est très vrai qu'elles se forment successivement à l'extérieur de l'os, dont la partie solide finit par se réduire à un mince étui du canal médullaire; mais on doit plutôt les considérer comme le produit d'une altération des couches osseuses normales, que comme une production pathologique nouvelle.

Quoi qu'il en soit, on peut obtenir un dédoublement de ces lames, comme si l'os avait macéré dans un acide. Elles sont d'autant plus molles qu'elles sont plus superficielles. Vous voyez un exemple de ce dédoublement sur le fémur que renferme ce bocal. La faible lame solide qui entoure la moelle finit souvent par céder; elle se brise, se courbe vers son milieu. Quelquefois, il ne reste même plus de couches intérieures du vieil os, qui est transformé tout entier en un ligament.

Quand les diaphyses présentent des courbures, c'est surtout du côté de la concavité que s'amassent les couches de matière organique fibroïde; elles refoulent le canal médullaire du côté de la convexité, le rétrécissent et peuvent aller jusqu'à l'oblitérer.

En même temps qu'a lieu la décomposition dont nous venons de parler, un travail analogue s'opère dans les os courts et larges, qui perdent leur matière calcaire. Ces os s'épaississent en passant à l'état fibroïde; le tissu spongieux augmente de volume par une sorte de dilatation de ses aréoles et de gonflement de ses lamelles ramollies. De là l'épaississement qu'on remarque surtout dans certains os larges, aux omoplates, au bassin, dans quelques parties du crâne, etc. Voici une omoplate qui a subi cette modification, et vous voyez qu'outre le ramollissement, il y a un épaississement très notable.

Vous comprenez qu'à ce degré de la maladie, l'analyse chimique ne trouve presque plus de phosphate calcaire dans les os. C'est ce qui résulte d'un grand nombre de travaux, dont vous pourrez voir la substance dans la *Chimie pathologique* de MM. Becquerel et Rodier.

Douzième Leçon.

Je vous ai décrit les changements qu'éprouve, dans les deux premières périodes du rachitisme, le tissu osseux ; les menbranes qui entourent ce tissu et la graisse qu'il contient, subissent aussi quelques altérations que je dois vous signaler.

Vous savez que, d'après la théorie de Duhamel, étayée de nouvelles preuves par M. Flourens, le périoste sécrèterait l'os dans l'état normal ; beaucoup d'auteurs ont pensé qu'il avait la même propriété dans le rachitisme. Tout récemment, M. Virchow (1), qui a décrit, après MM. Kœlliker, Mayer, Broca, l'état microscopique des os rachitiques, a reproduit la comparaison de Boerhaave entre le cartilage épiphysaire et le périoste, produisant l'un et l'autre des couches qui, au lieu de s'ossifier, restent molles dans le rachitisme.

Pour moi, je n'ai rien vu, dans le rachitisme, qui justifie cette opinion. Ainsi, je n'ai pas trouvé le périoste épaissi, injecté, adhérent, à la surface des os rachitiques ; je n'ai pas trouvé, au-dessous de cette membrane, ce liquide plastique qu'elle aurait versé et au sein duquel se formeraient des vaisseaux. MM. Henoch et Remak, de Berlin, n'ont pas été plus heureux que moi en recherchant cette substance organisable (2). Cependant on trouve, par exception,

(1) Virchow's *Archiv.*, V. 4, 1853.

(2) Henoch, *Klinische*, etc., ou *Faits cliniques recueillis à la Polyclinique de Berlin*, 1846.

de la périostite avec sécrétion de globules purulents. Quelquefois le périoste est tellement adhérent dans certains points, qu'en le détachant, on enlève avec lui une lame fibroïde superficielle de l'os. En général, il adhère plus fortement au tissu fibroïde de la concavité des courbures.

Je dirai de la membrane médullaire ce que je viens de dire du périoste ; elle ne présente point d'altération propre au rachitisme.

La graisse des os rachitiques ne paraît pas différer de celle des os normaux ; elle est souvent un peu plus abondante, parce qu'ici comme ailleurs, son rôle est de remplir les vides. Il ne faudrait pas prendre, comme on l'a fait quelquefois, pour un état graisseux dû au rachitisme l'état gras observé sur les os des vieillards gibbeux et qui dépend uniquement des progrès de l'âge.

Les os altérés par l'effet du rachitisme ne sont pas seulement devenus plus flexibles ; ils sont aussi plus fragiles, propriété qu'on a désignée à l'étranger sous le nom un peu dur d'*ostéopsathyrosis*. Dans cet état, le moindre effort, une chute légère, une faible pression, suffisent pour produire des fractures des membres et des côtes. Ces fractures peuvent être incomplètes, comme l'a déjà indiqué J.-L. Petit (1) ; la portion fibroïde de l'os ne fait que plier et maintient l'adhérence des fragments.

Les manœuvres de l'accouchement peuvent donner lieu à des fractures multiples dans le rachitisme congénital. On voit même des enfants apporter en naissant des fractures déterminées dans l'utérus par les pressions que les os peuvent y subir, fractures dont les unes paraissent récentes, tandis que d'autres sont en voie de consolidation plus ou moins avancée.

Il faut toutefois faire ici une distinction importante, et ne pas admettre l'existence de fractures dans tous les cas de cette espèce. Voici un dessin de Chaussier, représentant un fœtus sur lequel on

(1) *Maladies des os*, t. II, p. 548.

a trouvé cent treize solutions de continuité. Eh bien, la plupart ne sont pas des fractures, mais résultent d'un simple arrêt de développement osseux, qui interrompt la continuité de l'os. Cet arrêt de développement, déjà entrevu par Daubenton (1), a été très clairement démontré par M. Depaul (2). Il suffit de comparer des squelettes offrant cet état particulier avec d'autres atteints de fractures réelles, pour bien distinguer ces deux cas.

La consolidation des fractures chez les sujets rachitiques est subordonnée à la période, au degré du rachitisme. Tantôt elle se fait très lentement, tantôt aussi vite que dans les os normaux.

Troisième période. — J'arrive à la troisième période. Je vous ai dit que c'était la période de guérison, de reconstitution de l'os, de réossification; c'est, en un mot, la reprise du travail de l'ostéose, suspendu ou ralenti dans les autres périodes.

Quand ce travail succède à la période atrophique, il a pour effet de combler les vides anormaux, de faire cesser l'*ostéoporose* exagérée des os, de rétablir la densité du tissu compacte, des lamelles du tissu spongieux, enfin d'achever l'ossification suspendue dans les couches chondroïde et spongoïde accumulées au voisinage des cartilages épiphysaires.

Si la lésion était peu avancée, la guérison peut être complète, sans qu'il en reste de traces dans le squelette. Certaines courbures osseuses disparaissent même à la longue par les progrès de l'ossification.

Il est rare néanmoins qu'il en soit ainsi. Outre les déformations qui persistent, le tissu osseux nouveau diffère souvent de l'ancien. Il peut arriver deux choses : d'une part, l'atrophie, la raréfaction, peuvent subsister en partie et l'os rester plus faible ; ces deux os

(1) Buffon, *Histoire naturelle de l'homme*, t. II, *Description des os du Cabinet*, n° 132.

(2) *Bulletin de l'Académie impériale de médecine*, t. XVI, p. 378, 1851.

de la jambe, tirés de la collection de M. Broca, en sont un exemple; d'autre part, l'os peut devenir plus épais, plus dense qu'il ne l'était primitivement.

Mais c'est surtout après la deuxième période que le nouvel os est très différent de l'ancien.

Le travail de réparation se fait par couches successives. Dans les os longs, on voit ces couches s'incruster de matière calcaire, des parties profondes à la superficie de la diaphyse. Vous voyez sur la coupe de ce péroné, du côté concave de la courbure, des couches dont l'organisation osseuse est d'autant plus avancée qu'elles sont plus profondes; c'était un rachitisme en voie de guérison.

On peut comparer ce travail à la formation du cal, à la production d'un nouvel os dans la nécrose, à l'ossification, chez les vieillards, de certains tissus normalement mous. Il y a là quelque chose qui s'éloigne de l'ossification régulière, normale; aussi le produit est-il, en définitive, tout autre que celui de l'ostéose naturelle. Son caractère le plus saillant est sa densité, comparable à celle de l'ivoire; d'où les noms de *période d'éburnation*, d'*état éburné*, que j'ai adoptés plus haut. Cet état se voit surtout là où le tissu cartilaginiforme était le plus abondant, comme à la concavité des courbures les plus prononcées; c'est ce qui a fait dire que les os rachitiques acquéraient le plus de force précisément dans les points où ils étaient le plus faibles (Stanley). L'éburnation est moins marquée dans les os courts et les os plats que dans les longs; cependant elle y conserve ses caractères.

Cette éburnation des os consacre définitivement les formes, les dimensions, que la maladie leur avait données. Leurs courbures les plus bizarres sont comme *stéréotypées* par cette sorte de pétrification de leur moule organique. Les parties osseuses épaissies conservent leur excès de volume, et on observe dans ce cas une véritable *hypertrophie rachitique*. Vous en avez plusieurs exemples sous les yeux. C'est à cette hypertrophie qu'il faut rapporter l'élargissement, l'aplatissement des os longs, qui les fait ressembler à des lames de sabre, et qui tranche tellement avec la rondeur des uns et la gracilité naturelle des autres.

L'intérieur des os longs participe à cette réossification ; il se passe quelque chose d'analogue à ce qu'on voit dans le cal ; le canal médullaire, presque effacé dans la seconde période au point culminant des courbures, ne se reproduit pas et disparaît même plus complétement dans cette exubérance de la matière osseuse.

Ces changements anatomiques dans la structure des os modifient puissamment leur vitalité ; leurs vaisseaux sont étouffés par la matière calcaire. Il en résulte un phénomène déjà indiqué par Glisson (1) : c'est l'arrêt de développement en longueur des membres, d'où la petitesse de la stature. Déjà, dans les deux premières périodes, l'accroissement en longueur est ralenti ; mais cet accroissement est bien plus entravé quand les os ont subi la transformation éburnée. A ce moment, l'allongement des membres devient presque impossible ; car il se fait une soudure précoce entre le cartilage diarthrodial et la diaphyse. Or vous savez que le développement de la stature résulte surtout de l'allongement des diaphyses à leurs deux extrémités. Aussi les membres affectés de rachitisme présentent-ils, sur beaucoup de sujets, des dimensions en rapport avec l'âge auquel cette altération a eu lieu, et hors de proportion avec les parties du squelette qui en ont moins souffert. M. J. Guérin a constaté ce fait par la mensuration d'un certain nombre d'individus (2).

Les mêmes phénomènes que nous voyons se produire après la naissance, penvent avoir lieu aussi avant la naissance. Le rachi-

(1) *De Rachitide*, c. 21, p. 270, édit. de 1650.
(2) *Gazette médicale*, 1839.

tisme peut guérir dans l'utérus. M. Houel attribue avec raison, je crois, à des causes de ce genre, un arrêt de développement fort singulier. Vous pourrez l'observer sur ces deux squelettes que je dois à l'obligeance de M. Depaul, sur le squelette de fœtus hydrocéphale du musée Dupuytren, pièce n° 514, et enfin sur un enfant vivant que nous examinerons à la fin de la séance.

Voici les principaux caractères de cet arrêt de développement intra-utérin. Les os de la plupart des membres sont d'une brièveté extraordinaire, plus ou moins courbés, aplatis, déformés, et d'une *consistance éburnée* dans leurs diaphyses. La matière osseuse manque au contraire dans divers points. Les chairs ramassées, boursoufflées, manquent d'espace pour se loger; les téguments également trop étendus sont plissés en travers dans plusieurs points. Ne voyez-vous pas là un rachitisme intra-utérin, ayant parcouru jusqu'à sa période d'éburnation dans l'utérus, et ayant ainsi forcé les os à conserver des dimensions très analogues à celles qu'ils présentaient au moment de l'envahissement de cette maladie? Je n'aurais, pour ma part, aucun doute à cet égard, si je ne me trouvais en opposition avec un observateur aussi distingué que M. Depaul. Ses idées sont consignées dans un mémoire déposé à l'Académie de médecine, et qu'il n'a pas encore publié. Je suis donc obligé d'attendre l'impression de ce travail pour savoir si je dois modifier mon opinion.

L'une des principales raisons qui empêchent M. Depaul de considérer cet arrêt de développement comme un effet du rachitisme, c'est que, dans ce cas, la matière calcaire n'a jamais été déposée dans les points où l'os est interrompu, tandis que le rachitisme consisterait dans le ramollissement d'os déjà formés. Mais vous avez vu que souvent le rachitisme agit aussi en s'opposant à une première formation de matière osseuse, en arrêtant le dépôt des principes calcaires. Des courbures analogues à celles du rachitisme se rencontrent avec ces arrêts de développement, et elles fournissent une nouvelle preuve en faveur de l'idendité des deux affections.

Si tous les rachitiques congénitaux n'ont pas les caractères que nous venons d'énoncer, c'est que, d'après la théorie que je suis disposé à adopter, l'affection se développe dans l'utérus, chez un certain nombre d'entre eux, à une époque plus tardive.

Ainsi, le rachitisme recule d'abord l'ossification, puis la fait marcher trop vite; il change doublement la nature des os dans l'enfance; après les avoir ramenés à l'état fœtal, il en fait, avant l'âge, des os d'adultes ou même de vieillards, et, par cette transformation anticipée, il bouleverse toutes les conditions de leur nutrition et de leur accroissement normal.

Suivons maintenant ces effets dans les différentes régions du squelette.

Pour plus de clarté, j'examinerai, comme s'ils étaient indépendants les uns des autres, les rachitismes : 1° de la tête, 2° du rachis, 3° du thorax, 4° du bassin, 5° des membres thoraciques et abdominaux.

Rachitisme de la tête. — Le rachitisme du crâne se manifeste par la lenteur de l'ossification de ses parois; de là la longue persistance des intervalles membraneux qui séparent primitivement les os du crâne. Or, comme le cerveau continue de s'accroître, le crâne s'étend surtout dans ses parties membraneuses, qui sont plus larges proportionnellement que dans les sujets sains.

On a depuis longtemps signalé la largeur et la persistance des fontanelles dans le rachitisme. Nous avons constaté dans cet hôpital, par l'examen d'un grand nombre d'enfants, que la fontanelle fronto-pariétale est généralement fermée vers l'âge de 2 ans ou 2 ans 1/2, lorsqu'il n'existe point de rachitisme; tandis que, chez la plupart des rachitiques, elle est encore distincte à cet âge et persiste souvent jusqu'à 3 ans et au delà. Nous avons vu dernièrement, sur un enfant qui avait près de 2 ans, les espaces membraneux se prolonger même entre les bords des os, qui ne se joignaient pas.

Les sutures, dans le rachitisme du crâne, se forment donc tard et restent longtemps imparfaites. Celles qui doivent disparaître, comme la suture frontale, s'effacent plus tardivement.

M. Baillarger (1) faisait remarquer dernièrement l'influence du volume du cerveau sur le développement du crâne. Il rappelait l'ossification imparfaite de la tête des hydrocéphales, qui a tant de rapport avec celle de nos enfants rachitiques. Réciproquement, le défaut de résistance du crâne paraît influer sur le développement du cerveau, ainsi que sur la formation de l'hydrocéphalie. La grosse tête de beaucoup de rachitiques, même abstraction faite de la petitesse des autres parties du corps, la saillie des protubérances et en particulier des bosses frontales, la fréquence de l'hydrocéphalie dans le rachitisme, voilà trois faits déjà reconnus par Glisson (2) et qui tendent à démontrer cette influence.

Le rachitisme intra-utérin est souvent accompagné d'hydrocéphalie, comme on en voit un bel exemple dans la pièce nº 514 du musée Dupuytren, et il est plus rationnel d'attribuer, dans ce cas, l'hydrocéphalie à l'arrêt de développement des os que d'admettre l'explication inverse.

De même que dans l'hydrocéphalie, l'ossification du crâne des rachitiques se fait souvent par points multiples. Non seulement les os wormiens se multiplient, mais les rayons osseux eux-mêmes sont décomposés en petites aiguilles séparées par des inter-

(1) *Gazette des hôpitaux*, numéro du 2 août 1856.
(2) *De Rachit.*, c. 20, 21.

valles membraneux. Ce fœtus, présenté autrefois par M. Houël à la Société anatomique, offre ce caractère à un haut degré.

Dans cette ossification irrégulière, quelques points membraneux peuvent subsister plus tard, et c'est de cette manière que se seront formés les ouvertures et les points transparents qui se voient sur ce crâne de jeune sujet.

L'état d'imperfection des os du crâne peut aller encore plus loin. M. Elsesser et d'autres médecins allemands ont décrit un rachitisme crânien qui porte surtout sur l'occipital. Dans cette variété, qu'ils nomment *occiput mou*, le rachitisme est beaucoup plus prononcé au crâne que dans le reste du squelette.

Dans l'examen du rachitisme crânien, il faut, comme pour les autres os, tenir compte des périodes parcourues. L'éburnation est fort rare dans le crâne. Si le rachitisme s'est montré de très bonne heure, il peut se faire que l'ossification soit avancée, que les fontanelles se ferment avant le terme ordinaire.

Ce fait devrait être distingué de ceux où l'ossification précoce des fontanelles dépend uniquement, comme l'a dit M. Baillarger (1), de la microcéphalie. Le hasard nous amène un exemple de ce dernier ordre, qui offre d'autant plus d'intérêt, que M. Baillarger lui-même n'a pas eu l'occasion de rencontrer une preuve aussi directe du phénomène qu'il a fait connaître. Ce phénomène est, en quelque sorte, l'opposé de ce qui se passe dans le rachitisme, et le contraste qu'il forme avec cette dernière affection vous rendra plus sensibles encore les faits que nous étudions.

L'enfant qui nous offre cet exemple est âgé de 4 mois. Sa mère a eu deux autres enfants ; l'un est mort, et l'autre, âgé de 3 ans 1/2, est idiot. Celui que vous voyez a le corps bien conformé ; il est grand, et ses membres ne présentent pas de courbure sensible. Le thorax est légèrement déprimé sur les côtés. La tête est

(1) *Loc. cit.*

très petite, le front déprimé, et si vous cherchez la place des fontanelles et des sutures, au lieu de trouver des parties molles et membraneuses, vous ne sentez sous les doigts que des os. La fontanelle, les sutures frontales, lambdoïdes, sont déjà soudées. Autant qu'on peut en juger à cet âge, le développement intellectuel ne paraît pas aussi avancé que chez un autre enfant.

Le rachitisme crânien n'est pas un des plus communs. Ce n'est guère qu'à une période avancée de l'altération générale du système osseux, qu'il existe à un degré bien prononcé. Néanmoins nous avons pu, cette année, diagnostiquer souvent un rachitisme en considérant l'état des fontanelles relativement à l'âge de l'enfant.

Les os de la face sont rarement altérés par le rachitisme, au moins d'une manière sensible. On a dit cependant que la mâchoire inférieure était quelquefois trop peu développée pour loger les dents, qui poussent alors irrégulièrement. En général, l'évolution des dents est tardive; elles sont souvent noirâtres, cariées, et elles tombent prématurément.

Rachitisme des vertèbres. — Le rachis est plus rarement affecté de rachitisme que les autres pièces du squelette, bien qu'on se soit servi de son nom pour désigner la maladie. La région lombaire est celle qui est le plus souvent déformée.

L'altération la plus fréquente est le relâchement des ligaments du rachis, en partie produit par la faiblesse des muscles, qui leur laissent supporter tout le poids du tronc. Il en résulte, quand les enfants sont assis, une courbure à convexité postérieure, simulant parfois une véritable gibbosité, mais passagère. C'est une courbure de ce genre qui existait sur cette colonne vertébrale que j'ai recueillie, en 1827, dans cet hôpital. On crut à un mal vertébral, et on appliqua des cautères. Vous voyez que les vertèbres ont la même épaisseur en avant et en arrière. La courbure provenait uniquement de la laxité des ligaments; elle disparaissait dans l'extension.

Quand les vertèbres elles-mêmes sont ramollies, elles s'affaissent à leur partie antérieure ou sur leurs côtés, et il se produit des déformations consécutives de deux sortes : des courbures antéro-postérieures et des courbures latérales. Dans ce cas, les courbures sont persistantes. Ces pièces et ces squelettes de divers âges vous donneront une idée de ce genre de désordres. Vous y verrez les corps vertébraux taillés en forme de coins, de manière à décrire par leur réunion des arcs diversement dirigés.

Les courbures latérales rachitiques sont semblables aux courbures latérales essentielles de l'épine, dont j'espère vous parler un jour. En voici plusieurs exemples; il est impossible, en prenant l'une de ces colonnes, de dire qu'elle appartient à un sujet rachitique, si on ne voit pas en même temps les membres.

Voici une colonne rachidienne d'un jeune sujet de 2 ans et 4 mois, qui présente un cas fort rare de soudure rachitique de deux vertèbres (les 2e et 3e lombaires). L'affaissement des vertèbres en avant, la destruction du ligament inter-vertébral, les ont mises en contact immédiat, et leur substance spongieuse est devenue continue. J'ai hésité entre cette explication et la supposition d'un mal de Pott, d'une affection tuberculeuse ou d'une carie qui aurait guéri par soudure osseuse. Mais les caractères anatomiques des os, la considération des symptômes qui ont existé pendant la vie, m'ont convaincu que ce ne pouvait être qu'une courbure rachitique.

Rachitisme du thorax. — On rencontre chez les rachitiques des déformations du thorax qui ne sont qu'un effet mécanique des déformations et de la torsion du rachis, comme dans la courbure latérale essentielle de la colonne vertébrale; je ne vous en parlerai point en ce moment. Je ne m'occuperai que de celles qui résultent de l'influence directe du rachitisme.

Le véritable rachitisme du thorax est sa dépression latérale, indépendamment de toute déviation du rachis. C'est une altération osseuse tout à fait propre au rachitisme, comme l'a fort bien dit Glisson, qui toutefois n'a insisté que sur les degrés extrêmes (1).

Cette déformation dérive de l'altération rachitique qui se produit à l'extrémité antérieure des côtes, à leur union avec leurs cartilages, altération de même nature que celle des extrémités de la diaphyse des os longs.

Dans son premier degré, le rachitisme thoracique ne consiste que dans une série de renflements ou nodosités déjà mentionnés par Glisson (2) et Mayow (3), et produits par un léger gonflement de l'extrémité antérieure de chaque côte et de l'extrémité correspondante de son cartilage, ainsi que par un angle légèrement saillant des articulations chondro-costales : c'est ce qu'on appelle le *chapelet rachitique*. Il existe déjà, à ce moment, entre la côte et le cartilage, une couche de tissus chondroïde et ostéoïde un peu plus épaisse qu'à l'état normal.

A un degré plus avancé, les articulations chondro-costales deviennent de plus en plus lâches ; elles arrivent à n'être plus que des syndesmoses très mobiles. Dès lors, les côtes n'étant plus soutenues en ce point, il s'y fait une flexion permanente. Quelquefois la côte reste saillante et le cartilage s'enfonce au-dessous d'elle ; mais le plus souvent, c'est la côte qui rentre en dedans, et le cartilage se luxe sur sa face externe tout en continuant à lui adhérer par le ligament nouveau. Les côtés du thorax sont alors creusés d'une gouttière verticale, superficielle d'abord, puis plus prononcée et formant une sorte de rainure profonde, ce qui fait ressembler le thorax à la carène d'un navire ou à la poitrine d'un oiseau.

(1) *De Rachit.*, p. 272.
(2) *Ibid.*, p. 12, 59, 278.
(3) *De Rachitide*, p. 36 et 43, Leyde, 1671.

A l'intérieur de la poitrine, on trouve vis-à-vis cette rainure une série de nodosités, une sorte de chapelet interne; ce sont les extrémités des côtes saillantes dans le thorax.

Il est aisé de se rendre compte de ce qui se passe ici. La paroi thoracique supporte sans cesse la pression atmosphérique dans le mouvement d'inspiration. Elle ne peut plus résister à cette pression, qui l'enfonce et la déprime plus ou moins. Aussi ne voit-on presque plus le thorax se soulever à chaque mouvement inspiratoire. Il s'affaisse plutôt dans le fond de sa double rainure, par suite de sa mobilité nouvelle dans ce point.

On comprend les conséquences d'une telle déformation : la capacité thoracique est moindre qu'auparavant, car l'augmentation du diamètre antéro-postérieur n'est pas une compensation suffisante; les poumons diminuent également de volume, et la respiration devient gênée.

Le premier degré du rachitisme thoracique, le chapelet, existe dès le début de l'affection; on le trouve chez tous les rachitiques sans exception, et dans les cas les plus légers. On pourrait dire qu'il constitue ce signe pathognomonique *unique*, que Glisson semble avoir renoncé à trouver. La dépression se rencontre aussi dans un grand nombre de cas, mais elle n'est profonde que dans les plus graves.

Nous allons retrouver sur ces enfants la plupart des faits que je viens d'exposer :

1° Enfant âgé de 15 mois; c'est l'exemple que je vous ai annoncé, de cet arrêt de développement intra-utérin décrit par M. Depaul.

La tête, chez cet enfant, n'est pas volumineuse, et la fontanelle fronto-pariétale est petite; le rachitisme crânien est donc peu prononcé. Remarquez la brièveté et la solidité des membres, le boursoufflement des chairs, les plis profonds et nombreux qui les sillonnent transversalement. Les jambes offrent une légère courbure congéniale; vous voyez au thorax une double dépression latérale; le chapelet est interne. Pour moi, cet enfant est un rachitique qui a passé par l'état d'éburnation dans le ventre de sa mère, au moins en ce qui concerne les membres.

2° Garçon de 28 mois; les membres inférieurs forment la parenthèse; ils sont courbés en dehors, surtout les os des jambes. D'après la mère, cette courbure serait congénitale. Les fontanelles sont fermées, la tête est peu volumineuse et les bosses frontales ne sont pas saillantes. Aux membres supérieurs, pas de courbures; le rachitisme ne s'y décèle que par le renflement des poignets. Le chapelet du thorax existe, mais sans dépression notable; rien au rachis.

3° Garçon âgé de 15 ans, ayant la taille d'un enfant de 10 ans. Aucune trace de rachitisme crânien; pas de saillie exagérée des bosses frontales; volume ordinaire de la tête; chapelet à peine sensible au thorax, ce qui vient de l'ancienneté de l'affection et de sa guérison partielle. Au rachis, vous voyez une double déviation latérale en S, ce qui produit une saillie dorsale droite et une autre lombaire gauche. Il est probable que cette courbure de l'épine date de peu d'années. Membres supérieurs bien conformés; les inférieurs sont un modèle du *distortis cruribus* d'Horace; les fémurs sont courbés en dehors et en avant; les genoux sont déviés; le tibia et le péroné des deux côtés courbés en dedans et en avant; les tibias élargis en lames de sabre. Il y a évidemment là, éburnation des os.

4° Enfant de 4 ans et 3 mois. Tête un peu grosse, fontanelle ossifiée; le thorax est déprimé latéralement; le rachis paraît infléchi, il y a une déviation dorsale latérale droite, avec saillie des côtes du même côté. Les membres inférieurs sont fortement courbés en X, et les genoux se touchent. Les membres supérieurs ont seuls échappé à l'envahissement du rachitisme, qui ne s'y décèle que par le gonflement des poignets.

5° Enfant de 5 ans ; il vous offre un bel exemple de l'ensellure lombaire par cause rachitique, dont je vous entretiendrai bientôt. La taille est petite, la tête grosse, le thorax déprimé latéralement, avec chapelet bien marqué. Le rachis est droit; le bassin paraît régulier. Les membres supérieurs n'offrent pas de courbures, mais les poignets sont très renflés. Les membres inférieurs sont déformés comme chez le précédent, et les genoux déviés en dedans. Nous avons là, un cas de rachitisme à la fin de la deuxième période, car il ne reste qu'une très légère flexibilité dans les os longs.

Treizième Leçon.

Rachitisme du bassin. — Le rachitisme du bassin participe du rachitisme vertébral par le sacrum, et de celui des membres inférieurs par les os coxaux.

Les déformations du bassin qui dépendent du rachitisme, sont assez rares ou peu considérables dans la première enfance ; elles se manifestent surtout vers l'époque de la puberté, si l'influence du rachitisme se prolonge jusque là.

Même après la guérison de la maladie, le développement du bassin peut être entravé avec celui du membre inférieur par les causes qur j'ai déjà indiquées. Les courbures du rachitisme vertébral, une claudication causée par un ancien rachitisme des membres inférieurs, peuvent aussi, avec l'âge, déformer le bassin ; mais alors ce n'est point par l'influence directe du rachitisme sur cette partie du squelette, ou cette influence n'y concourt que pour une faible part.

Enfin, le rachitisme peut être une prédisposition à l'ostéomalacie, et l'on sait que les plus grandes déformations du bassin sont produites par cette dernière affection.

Je distinguerai quatre espèces de déformations rachitiques du bassin :

1° Le rétrécissement antéro-postérieur direct;

2° Le rétrécissement oblique;

3° Le rétrécissement bi-antéro-latéral;

4° Le rétrécissement transversal.

Pour comprendre comment se forment ces variétés de rétrécissements, on peut se représenter le bassin comme un cercle à plan presque vertical, qui serait comprimé dans trois points de sa circonférence, à peu près également distants. Ces trois points correspondent au rachis et aux cavités cotyloïdes.

I. Dans la première variété, la ceinture osseuse tend à se resserrer de haut en bas, ou dans le sens du diamètre *antéro-postérieur*, la pression du rachis étant diamétralement opposée à la résultante des pressions exercées sur les cavités cotyloïdes; les pubis se rapprochent du sacrum. Il ne se fait pas un allongement transversal équivalent, parce que l'arrêt de développement réduit en outre le bassin dans tous les sens. Si la pression est égale à droite et à gauche, si la moitié antéro-inférieure de la ceinture cède également, le bassin reste symétrique et sa circonférence prend la forme d'une ellipse transversale plus ou moins allongée, quelquefois réniforme ou en huit de chiffre, suivant le plus ou moins de saillie du sacrum, le plus ou moins d'enfoncement des pubis.

II. Dans la deuxième variété, la pression est inégale des deux côtés, l'arrêt de développement frappe surtout une des moitiés latérales. Vous en voyez un exemple sur ce bassin, qui est rétréci du côté gauche. Cette variété des rétrécissements rachitiques du bassin est analogue au bassin *oblique ovalaire* de Nægele, vraisemblablement dû à d'autres causes que le rachitisme.

III. Dans la troisième variété, les pressions latérales sont assez égales, mais le ramollissemeut du squelette est inégalement réparti; le corps du pubis résiste plus que les cotyles, qui, cédant à la pression des membres inférieurs, s'enfoncent plus ou moins dans l'intérieur du bassin. Il en résulte un rétrécissement bi-antéro-latéral qui constitue, à un léger degré, le bassin *cordiforme*, et à un degré plus marqué, le bassin *trilobé* ou en *feuilles de trèfle.*

IV. Enfin, dans la quatrième variété, le bassin se resserre directement d'un côté à l'autre. Le sens de ce rétrécissement peut tenir à l'habitude de coucher les enfants sur le côté ou à l'action musculaire. Assez rare ou peu prononcé dans le rachitisme pur, on l'attribue plutôt à l'ostéomalacie, quand il est très marqué. C'est sans doute à cette dernière affection qu'on doit rapporter cette forme de resserrement transversal que vous avez sous les yeux, et dans laquelle les pubis, inclinés en dedans, se prolongent en avant parallèlement l'un à l'autre, de manière à n'intercepter entre eux qu'un espace très étroit.

En général, il n'y a point de déformations rachitiques du bassin sans courbures des membres inférieurs ou de la colonne vertébrale; et elles sont des plus prononcées quand le rachitisme porte à la fois sur les membres et sur le rachis. Vous en voyez un exemple dans ce dessin d'un squelette de la collection de Clamart, frappé de rachitisme général à un haut degré. Le côté gauche du bassin est tellement déformé, qu'il ne reste que 2 millimètres d'intervalle entre la base du sacrum et la région cotyloïdienne gauche.

L'influence mécanique des courbures du rachis sur les déformations du bassin dans le rachitisme, et même hors les cas de rachitisme, appartient spécialement aux courbures des dernières vertèbres lombaires. Voici une série de dessins de courbures latérales du rachis, la plupart non rachitiques, dans lesquelles le bassin est peu ou point déformé, parce que les dernières lombaires ne sont point déviées. Vous voyez le contraire sur ces autres figures qui représentent des déviations de la région lombaire. Il y a rétrécissement oblique du détroit supérieur à gauche, si les dernières vertèbres s'inclinent à gauche; à droite, si elles s'inclinent à droite.

Les effets du rachitisme pelvien se font sentir sur d'autres points que le détroit supérieur. Ainsi, la marge du bassin, l'excavation pelvienne, le détroit inférieur, participent plus ou moins à ces déformations. Habituellement, il existe dans le détroit inférieur un rétrécissement analogue à celui du détroit supérieur; quelquefois pourtant, malgré les déformations du détroit supérieur, l'inférieur est à peine altéré. On l'a même rencontré élargi dans certains sens, comme sur ce bassin de la fille Moselle, où le diamètre bi-sciatique mesure 13 centimètres, c'est-à-dire deux de plus que dans l'état normal. Büchner, dans sa dissertation *De Rachitide perfectâ et imperfectâ (Argentorati,* 1754), cite une jeune fille rachitique et qui était peut-être consécutivement atteinte d'ostéomalacie, chez laquelle les tubérosités sciatiques étaient si rapprochées, qu'on pouvait à peine introduire le doigt dans l'anus.

Je ne puis m'appesantir sur ces détails pour lesquels je vous renvoie aux traités spéciaux, notamment aux *Traités d'accouchements* de M. le professeur Moreau, de M. Cazeaux, aux livraisons déjà publiées de l'ouvrage entrepris par mon collègue M. Lenoir, à la *Description du musée Dupuytren* que publie en ce moment M. Houël.

Je vous signalerai seulement les conséquences fâcheuses de ces rétrécissements rachitiques du bassin dans l'acte de l'accouchement. Ces déformations sont quelquefois si considérables, qu'elles s'opposent au passage de l'enfant, et la femme ne peut être délivrée qu'à l'aide d'opérations toujours graves. La fille Moselle, dont vous voyez le bassin, avait subi l'opération césarienne. Ce bassin, assez irrégulier et petit dans tous les sens, est resserré d'avant en arrière au point que le diamètre antéro-postérieur du détroit supérieur n'a que 47 millimètres. La fille Bourée, morte à 59 ans à la Salpêtrière, et dont voyez le squelette, n'avait pu être délivrée dans deux grossesses que par le broiement de la tête de l'enfant. Le détroit supérieur n'a que 6 centimètres, au lieu de 11, dans son diamètre antéro-postérieur. La symphyséotomie a été pratiquée sur cet autre bassin, qui est réduit dans tous les sens, et dont le diamètre sacro-pubien n'a que 7 centimètres.

Rachitisme des membres. — Le rachitisme des membres est sans contredit le plus constant; celui du thorax peut seul lui être comparé sous ce rapport.

I. *Siége des déformations.*—Les différentes sections des membres ne sont affectées ni avec la même fréquence, ni à la même époque de la maladie, ni au même degré.

Glisson (1) avait déjà établi que les parties le plus fréquemment et le plus fortement atteintes étaient les os de la jambe; puis venaient les os de l'avant-bras, et en dernier lieu le fémur et l'humérus.

Depuis Glisson, divers auteurs ont modifié cet ordre de fréquence.

Il faut distinguer, à cet égard, les trois altérations rachitiques principales des os des membres, savoir : 1° l'accumulation des couches chondroïde et ostéoïde ; 2° les nœuds des extrémités articulaires ; 3° les courbures des diaphyses ramollies.

D'après les observations de M. Broca, l'accumulation des couches chondroïde et spongoïde se fait simultanément dans les membres supérieurs et inférieurs, mais en des points différents, qui correspondent aux points où chaque os présente le développement le plus actif; ainsi, à l'extrémité inférieure du fémur, du

(1) *Loc. cit.*, cap. 21, p. 270.

péroné, du radius et du cubitus, à l'extrémité supérieure de l'humérus. Les extrémités opposées des mêmes os s'affectent un peu plus tard. M. Broca a aussi constaté que c'est dans le voisinage des extrémités atteintes les premières que les diaphyses perdent d'abord leur consistance; elles s'altèrent plus tardivement dans le sens opposé. Enfin, c'est à une époque encore plus avancée que ces couches chondroïde et ostéoïde s'accumulent à l'extrémité des métatarsiens, des métacarpiens et des phalanges.

Le renflement des extrémités articulaires, qui constitue la *nouеûre*, se manifeste d'abord aux poignets et aux malléoles; il s'étend ensuite aux genoux et même aux coudes.

La courbure des diaphyses est plus fréquente, comme l'avait déjà dit Glisson, aux membres inférieurs, où elle précède, en général, celle des membres supérieurs. Mais elle se voit à peu près aussi souvent au fémur qu'à la jambe; seulement celle-ci subit ordinairement de plus grandes déformations. L'avant-bras se courbe avant l'humérus, et bien plus souvent que lui; l'omoplate se déforme peu et rarement; mais la clavicule s'infléchit peut-être plus fréquemment que l'avant-bras.

Ce peu de mots vous permettra de juger de la valeur réelle d'une prétendue *loi*, d'après laquelle « les déformations rachitiques procéderaient successivement *de bas en haut* », depuis les os de la jambe jusqu'aux membres supérieurs, au rachis et au crâne. Vous savez déjà que la déformation du thorax, *le chapelet rachitique*, accompagne *toujours* et précède *souvent* toute courbure des membres. Depuis que je vous ai signalé ce fait, j'ai été heureux d'apprendre, en lisant la thèse de M. Beylard, que M. Trousseau considère, ainsi que moi, la déformation des côtes comme un symptôme *constant*, comme un signe *pathognomonique* du rachitisme; que l'éminent professeur attribue, comme moi, l'absence de ce signe, dans certains cas de rachitisme ancien, à ce qu'il a *disparu* dans la période de *réossification*.

Cette exception à *la loi de bas en haut* n'est pas la seule; le crâne se déforme avant le rachis, celui-ci avant le bassin, la clavicule avant l'humérus.

Il ne reste donc de cette prétendue loi que ce que Glisson avait déjà reconnu, savoir, que les membres inférieurs se courbent avant les supérieurs et, dans les uns et les autres, le segment inférieur, la jambe, l'avant-bras, avant le segment supérieur, le bras, la cuisse; encore faut-il probablement faire une réserve pour le fémur.

Je n'insisterai pas davantage sur une erreur dont il me serait facile de montrer les causes; il sera plus utile de jeter un coup d'œil sur les conditions qui déterminent les points sur lesquels le rachitisme porte son action.

Deux circonstances semblent décider, en général, du lieu où le mal sévit avec le plus d'intensité; ce sont : 1° l'état de l'ossification au moment du début de la maladie; 2° l'intensité d'action des forces extérieures susceptibles de modifier la conformation des os.

Au premier point de vue, on peut dire, en donnant un peu plus d'extension à la loi de M. Broca, que, toutes choses égales d'ailleurs, le rachitisme affecte principalement, à son début et pendant sa durée, les régions qui offrent la plus grande activité de développement aux époques correspondantes de l'état physiologique, tandis que les os dont le plus grand développement est antérieur ou postérieur à l'invasion de la maladie en ressentent moins les effets. Je citerai comme exemples : les vertèbres, ossifiées de si bonne heure dans leur partie centrale, et, d'un autre côté, le bassin qui s'accroît si lentement dans le jeune âge, les os du carpe et du tarse, dont l'ossification est si tardive, et que le rachitisme atteint à peine.

Au second point de vue, il est évident qu'à égale diminution de résistance, les parties les plus altérées par le rachitisme sont celles que les puissances extérieures tendent le plus à déformer. Voilà pourquoi le thorax, les membres abdominaux, siége tout à la fois d'un développement actif et d'efforts mécaniques puissants, sont les parties les plus maltraitées par la maladie. Le crâne se trouve dans les mêmes conditions.

Il résulte de ces influences, jointes aux causes spéciales de la maladie, plusieurs associations ou combinaisons de déformations osseuses qu'on rencontre le plus communément et qui sont autant de formes symptomatiques du rachitisme. Il est aussi des combinaisons exceptionnelles, dans lesquelles on voit apparaître certaines déformations habituellement tardives, sans qu'elles soient accompagnées de la plupart de celles qui les précèdent dans l'évolution la plus ordinaire de la maladie.

Il ressort de tout ceci que l'âge doit influer sur le siége spécial des déformations osseuses. Sur 164 enfants rachitiques dont j'ai fait autrefois le relevé, 3 seulement présentaient des courbures de l'humérus. Mais sur ce nombre, il ne se trouvait que 6 enfants au-dessous de 2 ans. Il n'est pas douteux qu'il se fût trouvé plus de courbures du bras, si les enfants avaient été plus jeunes. La marche a une influence réelle sur le développement des courbures rachitiques aux membres inférieurs; mais il ne faut pas exagérer cette influence, et je ne sais si l'on peut dire avec M. Rufz (1) que, avant la marche, la déformation porte plus souvent sur les membres supérieurs que sur les inférieurs. Les exemples rassemblés au nombre de vingt, par cet excellent observateur ne me paraissent pas assez nombreux pour renverser l'ordre établi par Glisson. Même dans le rachitisme congénial, il peut arriver que les membres inférieurs soient les seuls déformés. Ce fœtus de huit mois vous présente des courbures très prononcées aux membres abdominaux, et une rectitude presque complète des membres thoraciques. Les cas de rachitisme congénital éburné, que vous avez

(1) *Gaz. méd*, 1834.

vus dans la précédente séance, et le sujet dessiné de Chaussier, offraient des déformations aussi étendues aux membres inférieurs qu'aux supérieurs.

II. *Causes, sens des courbures.* — On a longtemps discuté sur les causes de la courbure des os dans le rachitisme. Les théories opposées de Glisson et de Mayow sont aujourd'hui abandonnées. A mon avis, J.-L. Petit, malgré des erreurs de détail, a bien indiqué ces causes, qui sont, dit-il, au nombre de quatre, savoir : la mollesse des os, la contraction des muscles, le poids du corps et la courbure naturelle des os. Il faut y ajouter seulement les pressions extérieures et certaines modifications de nutrition qui ne peuvent s'expliquer par les autres causes.

Nous allons examiner rapidement les courbures de chaque os des membres en particulier, en faisant ressortir quelques faits généraux relatifs à la constance plus ou moins grande de certaines déformations.

La clavicule suit une loi bien simple dans sa déformation. Ses courbures s'exagèrent par la pression que supportent ses deux extrémités. De plus, sa courbure interne, à convexité antérieure et un peu supérieure, s'accroît près de l'extrémité sternale, en changeant un peu de direction. Il se produit, dans ce point, une flexion plus ou moins brusque à sinus inférieur et postérieur, quelquefois un angle, simulant un cal vicieux. Il est impossible de ne pas voir, dans cette disposition, l'effet du poids du membre supérieur agissant de haut en bas sur l'extrémité externe de l'os, appuyé et fixé sur le sternum par l'extrémité opposée.

L'omoplate offre souvent une déformation le long de son épine; elle présente aussi des renflements partiels. Voici un scapulum plié en deux d'arrière en avant, vers le milieu de la fosse sous-épineuse. Le sujet était âgé, atteint de déviation vertébrale et probablement rachitique.

L'humérus se courbe dans un sens à peu près constant. C'est ordinairenent un peu au-dessous de sa partie moyenne, rarement plus haut, que se produit la courbure, dont la convexité est dirigée en dehors, ou en avant et en dehors, ou quelquefois plus directement en avant. C'est la direction qu'elle présente sur ces os d'enfants, ainsi que sur la plupart des pièces décrites par Daubenton (1) et par M. Lacroix (2), comme sur celles de M. Trousseau dont il est question dans la thèse de M. Beylard. Il peut cependant arriver, par exception, que la convexité de cette courbure regarde en dedans ; le nº 500 du musée Dupuytren en serait un exemple, d'après la description de M. Lacroix.

Il n'est pas facile de trouver dans la seule action musculaire la cause de cette courbure de l'humérus. La flexion de l'os répond à son bord interne, et il n'y a pas de muscle qui puisse le courber dans ce sens. Je crois que c'est le poids du membre qui tend à fléchir l'humérus dans les cas de ce genre, quand le bras est soulevé par le deltoïde. Mais les muscles triceps-brachial, grand pectoral et grand dorsal, peuvent concourir plus directement à l'inflexion de l'os dans quelques variétés de courbures.

L'avant-bras se fléchit généralement d'arrière en avant, du côté dorsal au côté palmaire. En voici un cas où la courbure est aussi anguleuse que dans une fracture. Il paraît naturel d'attribuer cette courbure à la prédominance d'action des muscles fléchisseurs sur les extenseurs. La légère courbure normale des os dans ce sens favorise encore cette action. On a vu les deux os courbés inégalement, ou même l'un rester droit, tandis que l'autre était infléchi, légèrement à la vérité.

Le fémur, coudé supérieurement, infléchi dans toute sa longueur, tordu sur lui-même, présente une exagération de toutes ces cour-

(1) Buffon, *Hist. nat. de l'homme*, t. II, *Descrip. du Cabinet, os difformes.*
(2) *Musée Dupuytren*, 2e partie, p. 676.

bures naturelles. Son col devient horizontal, quelquefois même il forme un angle aigu; le grand trochanter est dirigé en arrière; la diaphyse décrit une grande courbure à convexité antérieure ou antéro-externe; cette convexité peut aussi être tournée directement en dehors. Il en résulte que l'axe de la tête du fémur n'est plus en rapport avec celui du cotyle, et que la tête tend à se luxer vers le trou ovalaire. Cette situation de la tête fémorale, l'obliquité augmentée de la partie supérieure de la diaphyse, forcent le bassin de s'incliner en avant; le sacrum se relève en arrière; de là cette conformation en forme de *croupe*, cette *ensellure lombaire* que je vous faisais remarquer dernièrement sur un de nos enfants.

Les courbures de la partie inférieure du fémur, quand elles sont considérables, changent tout à fait la situation de son extrémité articulaire et donnent aux condyles, et par suite aux genoux, les directions les plus bizarres.

Chez les enfants qui marchent, il est facile d'expliquer toutes les inflexions du fémur par l'action du poids du corps, à laquelle s'ajoute, dans certains cas, la contraction des muscles. Chez les enfants qui ne marchent pas, cette contraction doit être le principal agent des courbures. Il faut tenir compte aussi, dans ce dernier cas, et même dans le premier, du poids de la partie inférieure du membre, lorsque la cuisse est soulevée par l'action de ses muscles, du psoas-iliaque par exemple.

C'est à la jambe qu'on observe le plus de variétés dans la courbure des os, courbure presque toujours semblable au tibia et au péroné. J'en distinguerai six espèces.

La courbure en dedans est la plus commune; elle peut être partielle ou générale. Quand les deux jambes sont ainsi conformées, et que les fémurs sont en même temps courbés en dehors, les membres ont la figure de deux S. Si tout le membre abdominal est dévié en dedans, des deux côtés, ils ont la forme de la lettre X.

Dans ce cas, les genoux se touchent ou même se croisent, et les pieds sont fortement écartés.

La courbure en dehors est également assez fréquente; elle peut aussi être partielle ou générale. Si elle fait suite à celle du fémur, les deux membres inférieurs, arqués dans toute leur longueur, ont l'aspect de deux grandes parenthèses. Dans cette variété, les pieds sont portés à la rencontre l'un de l'autre.

La courbure en avant est un peu moins commune; celle en arrière est encore plus rare.

Les courbures peuvent aussi être concentriques, opposées aux deux membres, en forme de guillemets.

Quelquefois enfin, il existe une double courbure en S dans un seul membre ou d'autres formes plus bizarres. Sur les fœtus atteints de ce que j'appellerais volontiers le rachitisme congénial éburné, au moins sur les pièces que j'ai pu voir, le tibia et le péroné de la même jambe sont courbés en sens contraire, comme l'a déjà fait remarquer M. Depaul. Les os de chaque jambe dessinent ainsi la lettre O, ou une sorte de D, la courbure du péroné étant moins marquée que celle du tibia.

Les causes des courbures des jambes sont variées. Nous retrouvons encore ici l'influence du poids du corps, des courbures naturelles, l'action musculaire, et l'effet produit par le poids du pied quand le membre est soulevé.

Les articulations participent plus ou moins à ces déformations. Les ligaments sont distendus; il se fait même des subluxations, comme à la cuisse, par exemple. Les genoux éprouvent deux sortes de déviations, en dehors et en dedans. Ces déviations résultent d'un affaissement partiel des extrémités articulaires du fémur et du tibia. Des déviations semblables peuvent se produire sans rachitisme, par des causes purement mécaniques.

III. *Effets des déformations.* — Vous comprenez tous les effets fâcheux de ces difformités pour la locomotion. D'une part, la direction vicieuse des os fait porter obliquement le poids du corps sur les surfaces articulaires et sur la base de sustentation, ce qui rend la station plus ou moins pénible. D'une autre part, l'inégalité des courbures à droite et à gauche peut entraîner l'inégalité de longueur et produire la claudication. Certains individus sont réduits à l'état de cul-de-jatte par l'énormité de leurs déformations.

L'examen que nous allons faire d'un certain nombre d'enfants vous fera juger de la diversité des combinaisons que les déformations rachitiques peuvent former.

1° Le premier est un enfant de nos salles, âgé de 4 ans 1/2. La tête est assez volumineuse, les bosses frontales sont un peu saillantes, les fontanelles fermées. C'est un rachitisme crânien guéri. La colonne vertébrale est droite; l'omoplate normale; les clavicules sont courbées presque angulairement des deux côtés, à leur partie interne. Au thorax; le chapelet est peu marqué. L'humérus gauche est presque droit; l'autre présente une courbure prononcée, mais qui provient d'une fracture; les avant-bras sont légèrement courbés, les poignets très renflés. Enfin les membres inférieurs offrent, de haut en bas, une courbure en S. L'enfant marche, mais se fatigue promptement.

2° Ce second enfant vous a déjà été montré comme exemple des nombreuses difformités qui peuvent compliquer les pieds-bots *(huitième leçon)*. Aujourd'hui, je veux vous faire remarquer la courbure antérieure de ses tibias, courbure rachitique qui a succédé à la contracture des triceps suraux. Il est rare que la courbure provienne d'une semblable cause.

3° Voici un enfant de 4 ans 1/2, qui a beaucoup souffert en nourrice. La mère nous dit qu'il marchait à 8 mois; mais, depuis ce moment, il n'a pu se tenir sur ses jambes. Aujourd'hui, il commence à faire quelques pas sans soutien. Cet enfant n'a pas de signes de rachitisme crânien ; la colonne vertébrale est droite; les clavicules sont courbées, la droite plus que la gauche; bras et avant-bras courbés, nœuds peu considérables; thorax déprimé latéralement, avec chapelet; les membres inférieurs offrent la disposition de guillemets.

4° Chez cet autre, âgé de 14 mois, nous trouvons les particularités suivantes : fontanelles très larges, tête assez volumineuse; rien aux clavicules; rachis très déformé, courbure à convexité dorsale gauche, produisant une gibbosité postéro-latérale. La courbure ne s'efface pas entièrement par la suspension. Au thorax, chapelet volumineux, aplatissement latéral. Rien aux bras; légère courbure aux avant-bras. Aux membres inférieurs, il y a une légère courbure des fémurs ; les jambes sont presque droites et les genoux déviés en dedans. Cet enfant n'a pas encore marché.

On sait que la courbure dorsale latérale présente ordinairement sa convexité à droite; le contraire est une exception rare. Mais cette règle ne s'applique qu'aux déviations essentielles; les courbures à gauche sont beaucoup plus communes dans les inflexions rachitiques de la première enfance. Cet enfant vous en offre un exemple.

5° Voici un garçon âgé de 13 ans 1/2, qui n'a marché qu'à 8 ou 9 ans. Il n'y a plus chez lui de rachitisme crânien; les clavicules et le rachis n'offrent pas de déformations. Au thorax, le chapelet est à peine sensible, mais il a dû être bien plus marqué. Les humérus sont courts relativement aux avant-bras. La déformation porte principalement sur les membres inférieurs; la courbure antérieure des fémurs est exagérée; mais l'ensellure existe à peine, parce que ce garçon se tient fortement penché en avant. Les tibias, élargis en lame de sabre, sont courbés en dehors et en avant; les rotules sont placées en dehors.

6° Chez cette petite fille, âgée de 4 ans, la déformation porte surtout sur le thorax, qui est très déprimé latéralement; le sternum est saillant en forme de carène. Les membres sont à peu près droits; la clavicule gauche est courbée; le rachis offre une courbure lombaire à convexité postérieure, qui se redresse presque entièrement dans l'extension.

7° Enfin, chez cet enfant âgé de 19 mois, nous trouvons la fontanelle presque fermée; il n'y a donc pas eu ici de rachitisme crânien. La maladie s'est portée sur les poignets, qui sont renflés, sur le thorax, qui est un peu déprimé latéralement; chapelet très prononcé; le rachis droit; les deux jambes, courbées en dehors, forment les parenthèses; les fémurs sont peu courbés; les membres supérieurs droits.

Quatorzième Leçon.

Lésions des parties molles. — Nous avons étudié les altérations que produit le rachitisme dans le tissu osseux et dans toutes les parties du squelette; voyons ses effets dans les autres organes.

Ces altérations portent tantôt uniquement sur les propriétés physiques extérieures des organes, tantôt sur leur texture intime. La plupart sont des effets consécutifs des lésions osseuses. Quelques-unes précèdent ou accompagnent ces lésions, soit à titre de complications, soit parce qu'elles se lient à l'action des causes qui ont produit la maladie.

I. Le cerveau n'est modifié que dans son volume, qui est en rapport avec le développement du crâne. C'est une sorte d'hypertrophie de la masse cérébrale, qui semble due à la résistance moindre de son enveloppe solide. Dans l'ordre physiologique, l'antagonisme du cerveau et de sa boite osseuse est marqué, chez le fœtus et le nouveau-né, par la prédominance de l'expansion cérébrale, tant que le crâne est en grande partie membraneux. Le crâne l'emporte à son tour, et borne l'accroissement du cerveau, quand ses diverses pièces acquièrent plus de densité. Or, le rachitisme crânien prolonge l'état fœtal et l'exagération du développement cérébral.

Glisson (1) a déjà noté que le cerveau est souvent parfaitement sain dans ce cas; il n'a signalé que chez quelques enfants un épanchement séreux plus ou moins abondant. Cet épanchement, quand il ne constitue pas une hydrocéphalie, n'est pas inhérent au rachitisme; il se rapporte plutôt à la maladie qui a fait mourir l'enfant.

Il va sans dire qu'on n'observe pas ce grand développement du cerveau si le rachitisme affecte peu le crâne. Vous avez pu constater avec moi que c'est surtout quand la maladie se montre de très bonne heure, qu'il y a rachitisme crânien, et par conséquent excès de développement cérébral.

Cet état du cerveau a pour conséquence physiologique la prédominance fonctionnelle du système nerveux; de là une vive irritabilité nerveuse, une disposition aux affections cérébrales; de là aussi cette intelligence précoce attribuée aux rachitiques, mais que leur refuse Büchner (2), et qui est en effet beaucoup moins constante qu'on ne le croit généralement.

II. On a dit que le cou est plus court chez les enfants rachitiques, le larynx plus petit et plus étroit. Mais il faut des recherches plus nombreuses et plus précises, pour accepter ces résultats.

J'en dirai autant de l'augmentation de volume des artères carotides et des veines jugulaires observée par Glisson (3) dans ses *dernières* autopsies. Je ne sache pas que d'autres observateurs aient porté leur attention sur cette particularité.

(1) *Loc. cit*, cap. 2, IV.
(2) *Loc. cit.*, § 13, p. 16.
(3) *Loc. cit.*, c. 2, IV, p. 16.

III. Les viscères thoraciques sont modifiés d'une manière remarquable dans le rachitisme très prononcé des côtes et du sternum.

Le thymus, dit Glisson (4), est *peut-être* plus développé; on n'a pas, je crois, examiné cet organe sous ce point de vue, depuis Glisson.

Le cœur est plus rapproché de la paroi thoracique, ce qui donne lieu à une matité plus étendue du côté gauche, et à une absence du bruit respiratoire dans des points où on l'entend ordinairement. MM. Rilliet et Barthez (1) ont vu, en outre, le cœur quelquefois déformé, plus souvent dévié; déformé, quand les nodosités costales internes s'impriment sur sa surface; dévié, lorsqu'elles repoussent son bord gauche en avant et font tourner l'organe sur son axe, de manière à diriger sa face antérieure à droite. Les mêmes auteurs citent deux cas d'hypertrophie du cœur, paraissant produite par la compression que ce déplacement, porté fort loin, lui avait fait subir.

Ce sont surtout les poumons qui portent les traces de cette pression des parois thoraciques. Les renflements costaux s'enfoncent dans leur tissu, y creusent une sorte de rainure verticale, au niveau de laquelle le poumon est aminci, d'une couleur plus foncée ; il est aussi plus dense et moins aéré qu'à l'état normal. Cette altération s'étend plus ou moins loin, suivant le degré de dépression des côtes; les poumons deviennent emphysémateux dans d'autres points.

Les conséquences de cet état des voies aériennes se comprennent facilement : la respiration est courte, haletante, plus ou moins gênée. On entend souvent, au lieu du murmure respiratoire, un souffle presque bronchique qui pourrait faire croire à une pneu-

(1) Cap. 2, III, p. 15.

(2) *Déformations de la poitrine*, dans *Journal des connaiss. méd.-chirurg.*, avril 1840.

monie. Les sujets sont exposés à de fréquentes affections de l'appareil respiratoire, maladies toujours graves, parce qu'elles portent sur des sujets débiles; les petits enfants rachitiques de cet hôpital y meurent très souvent de pneumonie. Cependant on ne doit pas toujours, dans ce cas, juger de la gravité de l'affection pulmonaire par le degré de la dyspnée, parce que la déformation du thorax ajoute à la gêne de la respiration.

IV. Les viscères abdominaux paraissent volumineux; mais le développement de l'abdomen en forme de globe est dû à trois circonstances : à l'abaissement du diaphragme, au resserrement des côtes, à la flexion antérieure du rachis, qui réduisent la capacité abdominale et poussent les viscères en avant. La portion abdominale du thorax osseux, soulevée par ces viscères, est plus dilatée que sa portion pulmonaire, et c'est aux fausses côtes que commence ce contraste entre le volume de la poitrine et celui de l'abdomen. Les gaz intestinaux, toujours abondants chez les enfants, le sont encore un peu plus, comme le dit Glisson (1), chez les rachitiques et augmentent la tension de la paroi abdominale.

On a dit que le foie était plus développé qu'à l'état normal, et Glisson (2) ajoute que, quoique plus volumineux, en général, il n'est pas autrement altéré. Je ne connais pas d'observations modernes faites sur ce point.

Les lésions du tube digestif n'ont d'ailleurs rien de spécial dans le rachitisme. L'entérite, le ramollissement de la muqueuse intestinale, l'engorgement des ganglions mésentériques, ne paraissent pas plus fréquents dans cette affection que dans d'autres conditions de l'organisme.

V. On observe des tubercules chez les rachitiques. Glisson (3) avait

(1) Cap. 2, II, p. 13.
(2) C. 2, II, p. 12.
(3) C. 2, II, III.

déjà noté ce fait. Portal (1), qui l'a également observé, en a conclu qu'il y avait un rachitisme scrofuleux; mais il a eu le tort d'y comprendre le mal vertébral de Pott. Lugol a été plus loin; il range simplement le rachitisme parmi les affections scrofuleuses. Les tubercules et les scrofules peuvent, en effet, déterminer le rachitisme dans certains cas; mais, dans d'autres, ils lui succèdent au contraire ou l'accompagnent comme une complication ou une simple coïncidence. On ne voit pas plus de tuberculeux chez les rachitiques que chez les enfants non rachitiques, ni plus de rachitiques parmi les enfants scrofuleux que parmi les autres.

M. Rufz (2) et Guersant (3) ont même avancé que les tubercules étaient moins fréquents dans le rachitisme que chez les enfants qui succombent à d'autres maladies. Mais les vingt cas rassemblés par M. Rufz ne suffisent pas pour justifier cette assertion.

M. Hervieux (4), de son côté, a été frappé de l'existence du rachitisme chez le tiers des enfants tuberculeux qu'il a examinés au nombre de 31, depuis la naissance jusqu'à l'âge de 3 à 5 ans. Il est regrettable que ce laborieux observateur n'ait pas recherché en même temps la proportion des rachitiques parmi les enfants non affectés de maladies tuberculeuses. Les tubercules sont rares, en effet, de la naissance à l'âge de 3 ans; le rachitisme règne au contraire précisément dans cette période. Il est donc possible que la forte proportion de rachitiques parmi les tuberculeux de M. Hervieux, dépende de la fréquence du rachitisme dans les premières années de la vie. C'est peut-être par la même raison que M. Rufz n'a trouvé que 6 tuberculeux parmi ses 20 rachitiques, dont 13 avaient moins de 2 ans et 1/2.

(1) *Du Rachitisme*, p. 74, 78 et suiv., 1797.

(2) *Gaz. méd*, 1834.

(3) *Dict. de médecine*, article Rachitis, 2e édit., t. XXVII, 1843.

(4) Mémoire inédit, et : Barthez et Rilliet, *Maladies des enfants*, t. III, p. 333 et 366, 2e édit., 1854.

MM. Decès et Brulé, internes de nos services de scrofuleux, ont bien voulu, sur ma demande, relever le nombre des enfants de leurs salles qui portent des marques de rachitisme actuel ou ancien. Ils n'en ont trouvé que 3 ou 4 sur 100. Cette proportion n'est certainement pas supérieure à celle qu'on trouverait dans toute autre réunion d'enfants non affectés de scrofules.

En définitive, il n'existe pas une liaison nécessaire entre le rachitisme et les scrofules ou les tubercules. Mais il n'y a pas d'antagonisme entre ces affections; je dirai même qu'il y a une certaine affinité qui les rapproche souvent, principalement au point de vue étiologique. Cette affinité est surtout manifeste lorsqu'on voit les mêmes enfants, atteints de rachitisme dans leurs premières années, l'être plus tard de scrofules ou de tubercules. Il semble que les mêmes causes puissent engendrer les scrofules ou les tubercules à une époque de la vie, et le rachitisme à une autre époque, comme elles paraissent, dans des cas exceptionnels, produire à la fois les premières lésions et la seconde.

VI. Le système musculaire des enfants rachitiques offre deux genres d'altérations. D'une part, il souffre dans sa nutrition; les muscles sont mous, pâles, amincis; d'autre part, ce système participe aux vices de direction et de configuration des os.

C'est surtout aux membres que le système musculaire est ainsi profondément modifié. Le temps a fait justice de la bizarre hypothèse de Mayow (1), qui expliquait mathématiquement la courbure des os par le défaut d'accroissement des muscles, devenus trop courts pour la distance de leurs extrémités d'insertion. Ce qui est vrai, c'est que les muscles, après avoir concouru activement par leur contraction à la déformation des os, s'accommodent à la longue, en vertu de leur force tonique de rétraction, aux dimensions inégales des espaces qu'ils parcourent, s'étendent, s'allongent sur la

(1) *De Rachitide*, p. 46 et suiv., Leyde, 1671.

convexité des courbures, et se raccourcissent dans le sens de leur concavité; ils tendent à former la corde des arcs osseux du côté de la concavité.

Mais, dans ces modifications qu'éprouve le système musculaire, il faut distinguer les muscles profonds et les superficiels. Les premiers, adhérents aux os dans presque toute leur longueur, ne peuvent s'en écarter et leur restent parallèles. Telle est la disposition du vaste interne du bras, dans la courbure de l'humérus en dehors; du fléchisseur profond des doigts, du long fléchisseur du pouce, par rapport à la courbure du cubitus et du radius; celle des muscles fixés le long de la ligne âpre, dans la courbure du fémur; des muscles de la couche profonde de la jambe, dans les diverses courbures du tibia et du péroné, etc.

Les muscles superficiels, au contraire, faiblement bridés par leurs aponévroses d'enveloppe, s'écartent des os et se tendent entre les deux extrémités de l'arc osseux, en décrivant des courbes beaucoup moins prononcées que celles des os.

Cette disposition des muscles concourt, avec le changement de configuration des os, à transformer totalement l'aspect extérieur des membres. En voici un exemple sur ce dessin d'une femme morte à la Salpêtrière, à l'âge de 69 ans. La déformation considérable des membres inférieurs avait réduit sa taille à un mètre. Les jambes sont non seulement contournées, mais encore aplaties et étalées en travers, tant au niveau des os que dans leur portion charnue.

Il faut remarquer néanmoins que les muscles ne sont pas toujours raccourcis, dans leur totalité, en proportion de la brièveté qu'ils présentent vis-à-vis des os déformés, parce que les articulations sur lesquelles ils passent sont souvent infléchies en sens inverse du membre incurvé, et que l'élongation qu'ils éprouvent par suite de cette circonstance compense le raccourcissement que la courbure osseuse leur a fait subir. Vous avez vu, dans la dernière séance, le triceps sural ainsi allongé par la flexion exagérée du pied dans une forte courbure de la jambe en avant.

Une brièveté absolue, suffisante pour produire la tension et la résistance des muscles lorsqu'on veut effacer la courbure des os, est donc un fait moins commun qu'on ne pourrait le croire au premier abord. J'ai vu cette tension principalement dans les muscles insérés par leur extrémité inférieure à l'os incurvé, tels que le rond pronateur, à l'avant-bras, le pectiné, les premier et second adducteurs, à la cuisse, etc.

Les muscles éprouvent encore des déplacements partiels qui ne sont pas sans influence sur leur action. et qui, en général, tendent plus ou moins à gêner leurs fonctions. La pièce nº 509 du musée Dupuytren présente un tibia du côté gauche qui est droit dans ses deux tiers supérieurs, fortement courbe en arrière à son tiers inférieur, et, de plus, tordu sur lui-même dans son quart inférieur, de manière que la malléole interne se dirige en arrière, et la facette péronière du tibia en avant et en dehors. Les tendons de la partie inférieure de la jambe décrivent, dans un cas pareil, des spires, avant de parvenir à leur destination. Le triceps crural est déplacé de même dans les déviations du genou en dedans; la rotule est alors entraînée en dehors et à moitié luxée sur le fémur; cette disposition change tout à fait l'action des extenseurs de la jambe.

VII. Chez les rachitiques, les vaisseaux et les nerfs, beaucoup moins rétractiles que les muscles, suivent plus ou moins exactement la courbure des os. Les artères, en particulier, décrivent, en outre, des flexuosités comparables à celles des vaisseaux du même ordre dans l'état de vacuité des organes creux ou très mobiles, susceptibles de varier de dimensions, comme l'estomac, l'utérus, la langue, l'iris, etc. Vous voyez cette disposition sur cette préparation du squelette et des artères d'un enfant rachitique de 2 à 3 ans.

ORIGINE DES LÉSIONS RACHITIQUES. — L'anatomie pathologique n'est pas seulement l'étude de la nature morte ; elle a aussi pour mission de rechercher l'origine des désordres qu'elle signale. A ce point de vue, nous avons à nous demander maintenant comment s'accomplissent les altérations anatomiques et, en particulier, les transformations du tissu osseux qui constituent le rachitisme.

Glisson (1), et presque tous les auteurs après lui, ont cherché avec raison au delà des os les causes de leur vice de nutrition ; car l'opinion qui fait consister le rachitisme de l'enfance en une inflammation locale n'est pas soutenable. Je ne parle pas de l'ostéomalacie des adultes, à laquelle l'inflammation prend peut-être plus de part.

Malheureusement, les *desiderata* de la science nous laissent encore dans une grande incertitude sur ces causes premières du rachitisme ; aussi les hypothèses n'ont-elles pas manqué à ce sujet.

Il y a juste cent ans, le médecin Navier (2) se livrait, après Ruysch, à de nombreuses expériences sur le ramollissement des os par les acides, à l'occasion de la curieuse observation de la femme Supiot, qui venait d'être publiée par Morand. Navier concluait que la maladie de la femme Supiot avait été produite par des principes acides, sortes de *levains rachitiques* mêlés à toutes les humeurs. C'était d'ailleurs l'opinion de Morand lui-même ; Boerhaave professait également, dans ses *Eléments de chimie*, que le rachitis dépendait de ce que les sels acides de l'estomac ne subissaient pas, comme à l'ordinaire, la transformation alcaline en passant dans la masse des humeurs. Beaucoup d'autres depuis ont proposé la

(1) *Loc. cit.*, c. VI, p. 58.
(2) *Observations sur l'amollissement des os*, Paris, 1755.

même explication; on l'a appuyée, à l'exemple de Morand, sur le fait de la présence du phosphate de chaux en plus grande abondance dans les urines, fait qui aurait besoin lui-même d'être vérifié et dont il faudrait surtout mieux déterminer les conditions spéciales.

Il est vrai que les sels calcaires manquent dans les os rachitiques ; mais est-ce parce qu'ils manquent dans le sang, ou parce qu'ils sont éliminés par d'autres voies? Ou bien parce que le tissu vivant de l'os est devenu incapable de les retenir et de se les approprier? Questions à peu près insolubles dans l'état actuel de nos connaissances. Quant à la prétendue dissolution des os par des humeurs acides, elle n'appartient plus qu'à l'histoire de la science.

Ce que nous savons, c'est que la grande fonction de l'*ostéose*, dans l'enfance, exige une activité fonctionnelle spéciale, une énergie particulière de tous les organes qui servent à la nutrition, un concours favorable des éléments du dehors introduits dans l'organisme. Quand ces conditions manquent, la formation osseuse est suspendue, il y a rachitisme.

M. Broca (1) a trouvé les premiers caractères anatomiques du rachitisme, ce qu'il nomme le *rachitisme latent*, sur presque tous les enfants affaiblis, amaigris, au-dessous de 4 ans, dont il a eu occasion d'examiner les os. Aussi est-il très disposé à ne voir dans le rachitisme, avec Portal (2), avec Pinel (3), qu'un effet symptomatique de toutes les maladies capables de troubler la nutrition dans l'enfance. Toutefois M. Broca réserve l'avenir, et nous pensons qu'il agit sagement. Des faits nouveaux nous dévoileront peut-être un jour la *spécificité* du rachitisme. Si, en effet, la débilité joue un grand rôle dans la production de cet état pathologique, elle n'en

(1) *Recherches sur le rachitisme*, p. 53 et 75.
(2) *Du rachitisme*, introduction, p. 7.
(3) *Nosographie philosophique*, t. III, p. 391, 5e édit., 1813.

est pas l'élément unique. Sans cela, on ne verrait pas, dans cet hôpital, des enfants minés par une maladie chronique, réduits au dernier degré de marasme, ne présenter encore que les lésions du rachitisme latent; tandis que d'autres, dont la constitution est beaucoup moins altérée, ont le système osseux profondément déformé.

Quoi qu'il en soit, le seul fait qui nous soit bien connu, dans l'étiologie du rachitisme, c'est celui qui se rattache à cette doctrine d'un simple arrêt de la production osseuse par la diminution de la vitalité générale de l'organisme. C'est le seul mode d'action que nous puissions saisir dans les causes déterminantes du rachitisme.

Ces causes sont : l'hérédité, les maladies de l'enfance, l'humidité et autres conditions atmosphériques insalubres, une mauvaise alimentation.

I. Quand des parents rachitiques dans leur enfance donnent le jour à des enfants chétifs et rachitiques à leur naissance ou peu après, quand des parents scrofuleux, vénériens, d'une faible constitution ou trop âgés, donnent des produits semblables, l'influence héréditaire paraît incontestable. Le rachitisme congénital ne peut dépendre que de causes de cette nature ou de circonstances propres à la mère pendant la gestation, ou enfin des conditions particulières qui gênent le développement du fœtus dans l'utérus, comme la compression du système vasculaire de l'un des fœtus dans les grossesses doubles, etc.

II. Rien de plus commun que de voir le rachitisme se développer à la suite des maladies éruptives, des fièvres aiguës, des entérites et autres affections du tube digestif, ou bien après les orages de la dentition. Ce sont encore des causes débilitantes, comme les tubercules et les scrofules, dont j'ai parlé précédemment.

III. On peut en dire autant de l'humidité, de l'insalubrité de l'air et des habitations, de la malpropreté, qui entrent certainement pour beaucoup dans la production du rachitisme si fréquent chez les enfants pauvres des cités populeuses.

IV. La mauvaise alimentation a toujours été considérée comme une cause très active du rachitisme. C'est celle, en effet, qui influe le plus directement sur la composition du sang et sur les phénomènes nutritifs qui en dépendent, tels que le développement et l'accroissement des os. Le rachitisme n'est alors qu'un fait particulier du trouble général de la nutrition.

Mais on a dit, en outre, que la composition, la nature des aliments, exerçaient une influence directe sur la formation des os; que certaines nourrices, par exemple, dont le lait contenait une faible quantité de sels calcaires, pouvaient produire le rachitisme chez leurs nourrissons. Sans nier cette influence d'une manière absolue, je ne connais pas un seul fait qui prouve qu'elle soit réelle. On a cité des expériences sur les oiseaux, qui seraient devenus rachitiques par l'usage exclusif d'aliments dépourvus de sels calcaires. Ces expériences sont trop délicates pour qu'on puisse en bien apprécier la portée, avant qu'elles aient été répétées et vérifiées par plusieurs observateurs.

On a prétendu encore que la nourriture animale était une cause de rachitisme chez les enfants très jeunes; et on aurait rendu de petits chiens rachitiques en les nourrissant de viande au lieu de lait. La chose est possible, mais elle prouve seulement qu'il est un âge où une semblable alimentation exclusive convient peu aux organes digestifs. Il ne s'ensuit pas que ce résultat tienne à une modification spéciale de la composition du sang; l'animal a été mal nourri, voilà tout.

La pathologie comparée nous fournit des expériencss toutes faites, qui jettent quelques lumières sur ces différentes questions. Les porcs deviennent souvent rachitiques; ce qu'on attribue surtout à l'humidité de leurs étables et à une mauvaise nourriture, lorsqu'au lieu de glands, on leur donne, en trop grande abondance, des restes de lait formés presque uniquement de sérum. Behrs (1) a décrit, en 1847, une maladie de ce genre, compliquée de tumeurs lymphatiques, strumeuses, qui attaquait les porcs de Westphalie. Le régime animal ne paraît pas agir sur ces quadrupèdes comme sur les petits chiens dont nous avons parlé M. Leblanc. m'a affirmé que des équarisseurs ont réussi à élever des porcs avec de la viande de cheval; ces animaux ne sont pas devenus rachitiques; mais leur chair était trop ferme, et on les refusait aux marchés. Les jeunes chiens contractent souvent des courbures des jambes, surtout au train de devant, qui porte plus directement le poids du corps. D'après les observations de M. Leblanc, ces courbures se voient principalement chez les fortes espèces, à corps gros et lourd, chez les chiens de Terre-Neuve, par exemple, beaucoup plus rarement chez les lévriers. Elles se produisent ordinairement quand ces animaux sont atteints de ce qu'on nomme la *maladie des chiens*. On les observe également chez les chiens qu'on fait courir trop tôt à la chasse.

Dans ces espèces, le rachitisme parcourt très rapidement ses périodes, ce qui est en rapport avec la promptitude de l'ossification chez ces animaux. Voici une portion de l'avant-bras d'un chien de 6 mois environ, recueillie par M. Leblanc; la paroi du canal médullaire est amincie, l'os courbe et déjà éburné. Ce fait peut être rapproché de ce qui se passe dans le rachitisme congénital éburné observé par M. Depaul; la rapidité de la maladie coïncide aussi, dans ce cas, avec la rapidité du développement physiologique.

Des causes analogues à celles que je viens de mentionner produisent le rachitisme chez nos oiseaux de basse-cour. On assure

(1) *Journal vétérin. et agricole de Belgique*, 1847, p. 498, ext. de : *Magazin für die gesammte*, etc., 1847.

que les oies que l'on tient immobiles et que l'on gave pour obtenir des foies gras, deviennent rachitiques.

Behrs dit que la maladie des porcs de Westphalie était héréditaire. Daubenton (1) se demande si les formes osseuses produites par un rachitisme ancien et guéri ne pourraient pas aussi se transmettre par la génération, et si ce ne serait pas de cette manière que se seraient perpétués les bassets à jambes torses, par suite d'une affection rachitique des premiers individus de cette variété.

Terminons cette séance par l'examen de quelques malades.

Voici un enfant d'un an, fils unique de parents bien portants, qui habitent un logement humide. Sa mère, qui le nourrit encore, nous affirme que jusqu'à 5 mois, sa santé était très belle ; seulement sa tête était plus volumineuse qu'elle ne l'est actuellement. Vous pouvez voir que les bosses frontales sont développées ; la fontanelle fronto-pariétale est déjà fort rétrécie ; elle se trouve située à gauche de la ligne médiane, sur laquelle on sent une saillie osseuse qui appartient au pariétal droit. C'est là un exemple d'un fait que l'on rencontre quelquefois, l'inégal développement des deux moitiés du crâne des rachitiques. L'enfant n'a encore aucune dent ; les clavicules et les humérus ne sont pas déformés, mais les avant-bras sont légèrement courbés et flexibles, et les poignets renflés ; le thorax est déprimé, plus à droite qu'à gauche ; on y trouve le chapelet bien prononcé. Au rachis, existe une courbure postérieure qui ne disparaît pas complétement dans l'extension. Les membres inférieurs ne présentent qu'un peu de courbure des fémurs. Chez cet enfant, le rachitisme est donc léger, et dans le crâne il est déjà arrivé à la période de guérison.

Je vous présente cette petite fille, comme un type de rachitisme. La mère a eu six autres enfants, dont un seul, venu à terme, a

(1) *OEuvres de Buffon, description du chien*, par Daubenton.

vécu jusqu'à 3 ans; il était noué. Cette petite fille, venue au monde en bon état, était maigre, débile en sortant de nourrice, à 9 mois; mais il paraît qu'elle avait encore les membres droits. Aujourd'hui, elle est âgée de 2 ans, et voici ce que nous constatons : tête de volume normal, fontanelle persistante, onze dents saines; le chapelet est marqué jusqu'aux dernières côtes, dont le large évasement contraste avec la dépression des parties latérales du thorax. Les clavicules sont courbées à angle en avant, vers l'extrémité interne; la courbure est plus forte à droite qu'à gauche. Les humérus offrent une courbure convexe en dehors dans leur partie inférieure, et les avant-bras une concavité du côté de leur face palmaire; ces os sont flexibles. Le ventre est développé comme une outre. Le rachis, un peu convexe en bas et en arrière, perd complétement cette convexité dans l'extension. Le bassin paraît bien fait. Les membres inférieurs sont courbés en dehors et ont la forme d'une S. Les pieds ont la direction des valgus. Cette enfant ne peut pas se tenir seule debout.

Voici une autre petite fille, âgée de 3 ans, dont la santé a été bonne jusqu'à 14 mois. A cette époque, elle commence à languir, et, à 18 mois, on s'aperçoit que ses genoux se portent en dedans. Elle offre l'exemple d'un rachitisme presque localisé dans ce point : en effet, il n'y a pas de rachitisme crânien, les dents sont saines, le chapelet n'est plus guère appréciable qu'à droite, le thorax n'est pas déprimé. Les membres supérieurs sont droits et offrent seulement le gonflement épiphysaire. Mais les genoux, surtout le gauche, sont fortement déviés en dedans.

Quinzième Leçon.

DIAGNOSTIC DU RACHITISME.

Le diagnostic du rachitisme se déduit de ses caractères anatomiques et physiologiques.

Signes anatomiques. — Ses signes anatomiques vous sont déjà connus : ce sont toutes les lésions rachitiques, osseuses ou autres, perceptibles à l'extérieur. Le chapelet, le thorax en carène, les courbures des membres, sont des signes pathognomoniques, quand ils existent. Après eux, viennent : le volume disproportionné et la configuration spéciale de la tête et de l'abdomen, les nœuds articulaires, une forte convexité des lombes en arrière dans la station ou l'attitude assise, la petitesse de la taille et surtout la brièveté des membres, l'évolution tardive et l'altération des dents, la flexibilité des os.

Aucun de ces signes n'avait échappé à Glisson, si ce n'est le dernier, la flexibilité des os, qu'il appelait *signum fabulosum* (1); et pourtant Glisson connaissait le ramollissement des extrémités épiphysaires, qu'il disait être *molliores et spongiosiores* (2). Cette flexibilité des os est d'autant plus sensible, en général, que leurs courbures sont plus marquées, tant que la lésion n'est pas entrée dans sa troisième période.

L'âge exerce une influence marquée sur la nature des signes que l'on observe. Le grand volume et la mollesse de la tête, la flexion du rachis en avant, se voient plus fréquemment chez les enfants au-dessous de 2 ans. Les nœuds articulaires, la brièveté des membres, sont plus prononcés chez les sujets un peu plus âgés.

Signes physiologiques. — Les signes physiologiques sont con-

(1) *Loc. cit.*, cap. 21, p. 272. *Voy.* aussi le chap. 13, p. 138.
(2) *Loc. cit.*, cap. 13, p. 134.

stitués par les troubles fonctionnels qui se produisent pendant la vie. Les principaux sont : des changements dans la physionomie et l'habitude extérieure du corps; des troubles de la locomotion; des lésions de l'innervation, douleurs, exaltation de la sensibilité; un état fébrile; la perturbation des fonctions respiratoires, digestives.

I. Le facies des enfants rachitiques est souvent tout à fait caractéristique. Outre l'exagération des proportions relatives du crâne et de la face propres à l'enfance, outre le contraste des régions frontale et orbitaire très développées avec les régions maxillaires, qui le sont beaucoup moins, l'expression de la physionomie est triste, chagrine ou tout au moins sérieuse; *vultus magis compositus et severus quàm œtas postularet,* a dit Glisson (1).

On trouve chez ces enfants tous les caractères extérieurs des maladies de langueur : pâleur et bouffissure de la face, téguments flasques, décolorés, chairs molles, membres grêles, amaigrissement général, disposition aux sueurs.

II. La locomotion est considérablement entravée chez les enfants rachitiques. La faiblesse musculaire, le ramollissement et la direction vicieuse des os, les empêchent de se tenir debout. Ils cessent de marcher, s'ils marchaient déjà au moment de l'invasion de la maladie. Les très jeunes enfants ont même de la peine à se tenir assis, à soutenir leur tête, qu'ils laissent tomber de côté et d'autre.

III. Pujol (2) a parlé d'un état aigu du rachitisme; cet état est réel et paraît lié à la période de ramollissement des os. C'est alors que l'enfant ressent des douleurs quelquefois spontanées dans les os ramollis. Le mouvement, la pression des membres lui arrachent des cris, quand on le soulève par les bras. En général, la sensibi-

(1) *Loc. cit.*, cap. 21, p. 267.
(2) *OEuvres diverses de médecine pratique*, Castres, 1802, et Boyer, *Maladies chirurg.*, t. III, p. 626, 1814.

lité des os à la pression se lie à leur flexibilité ; obscure lorsque la souplesse des os est peu marquée, cette sensibilité se montre d'autant plus vive que le tissu osseux a moins de consistance. Elle est également excitée par le redressement imprimé aux os incurvés et par l'exagération de leurs courbures. Elle peut durer des années ou se reproduire à divers intervalles, si la réossification se fait longtemps attendre. Nous avons vu un enfant de 8 à 10 ans, couché dans mes salles l'année dernière, rachitique dès le bas-âge, qui éprouvait encore de vives douleurs quand on imprimait des mouvements à ses tibias, fortement courbés et restés mobiles vers leur milieu.

IV. L'état aigu est accompagné d'une fièvre d'abord passagère, puis continue, qui paraît coïncider avec le moment du plus grand ramollissement des os. Cette fièvre cesse dès que le squelette reprend un peu de consistance.

V. Je ne reviens pas sur ce que je vous ai dit de l'influence de la déformation du thorax sur les phénomènes respiratoires. Il suffit quelquefois de voir respirer un enfant pour deviner qu'il est atteint de rachitisme, lorsque les voies aériennes sont saines d'ailleurs.

Les fonctions digestives sont dans un état variable. L'appétit est souvent diminué, mais quelquefois il est porté jusqu'à une sorte de voracité. Le plus souvent la digestion est pénible et fréquemment accompagnée de diarrhée.

Diagnostic différentiel. — I. Cet ensemble de symptômes suffit pour distinguer le rachitisme des autres cachexies de l'enfance, telles que celles qui sont produites par les tubercules, les scrofules, l'entérite chronique, le carreau. Il permet aussi de ne pas le confondre avec les accidents de la première dentition et les affections vermineuses, si communes dans l'enfance.

II. Quand l'existence du rachitisme est démontrée, il faut encore déterminer s'il est essentiel, et pour cela explorer avec soin tous les organes, s'assurer qu'il n'y a pas de lésions plus importantes que celle des os. C'est surtout lorsqu'il n'y a pas de proportion entre le degré du rachitisme et l'intensité des symptômes généraux, qu'on doit être porté à croire à l'influence d'un autre état morbide qui constitue l'affection principale.

III. Il est des déformations du squelette qui ressemblent à celles du rachitisme, quoiqu'elles dépendent d'autres causes. Telles sont : la dilatation du crâne dans l'hydrocéphalie, la déviation essentielle du rachis, quelques déformations du thorax par simple irrégularité de développement, la courbure des os par un cal vicieux, les déviations accidentelles des articulations, celles du genou par exemple, certaines courbures des os dues à un travail organique purement local. Les circonstances étiologiques suffisent, dans plusieurs de ces cas, pour établir la nature du mal.

A. Quand l'hydrocéphalie n'est pas considérable, qu'il n'y a pas de fluctuation manifeste du liquide intra-crânien, il n'est pas toujours facile de distinguer cette maladie du rachitisme céphalique. MM. Rilliet et Barthez (1) rapportent un cas où l'on crut à une hydrocéphalie et où il n'y avait qu'un rachitisme. M. Fischer, de Boston, a parlé d'un bruit de souffle qu'on entendrait dans l'hydrocéphalie (2). M. Rilliet, au contraire, n'aurait trouvé ce souffle que dans le rachitisme (3). De nouvelles recherches me paraissent nécessaires pour fixer la valeur de ce signe. Les symptômes de compression, dans l'hydrocéphalie, peuvent éclairer le diagnostic.

B. On distingue la déviation essentielle du rachis de celle qui est due au rachitisme, à ce qu'elle se montre ordinairement plusieurs années au delà de l'époque où on observe cette dernière affection,

(1) *Maladies des enfants*, t. II, p. 170, 2e édit.
(2) Barthez et Rilliet, *ibid.*, t. II, p. 158, 2e édit.
(3) *Ibid.*, p. 159.

et à ce qu'elle n'est accompagnée d'aucun autre phénomène appartenant au rachitisme. Les courbures vertébrales de la première enfance sont généralement rachitiques ; celles qui se développent plus tard le sont rarement. Il en est de même de certaines irrégularités du thorax, qui sont ou non rachitiques suivant l'époque à laquelle elles se manifestent. et suivant l'état général du système osseux.

c. J'en dirai autant des déviations du genou et d'autres articulations.

On est souvent disposé à attribuer à la seule action du poids du corps les courbures des jambes qui affectent des enfants jouissant, en apparence, d'une santé florissante. J'ai presque toujours trouvé chez ces enfants quelques traces de rachitisme, le chapelet, par exemple.

IV. L'ostéomalacie est une affection très analogue au rachitisme ; mais il existe des différences entre ces deux maladies. Bien qu'on cite des cas d'ostéomalacie dans la première enfance, c'est surtout une maladie des adultes ; en outre, les altérations anatomiques sont complétement différentes, comme vous pouvez vous en convaincre en jetant les yeux sur ces planches de M. Stanski (1). Figurez-vous les diaphyses des os longs renflées, réduites à une coque presque membraneuse, renfermant, au lieu de canal médullaire, d'énormes cellules remplies d'une bouillie rougeâtre, de sorte qu'après une courte macération dans l'eau, ces os ressemblent à l'intestin colon. Ces caractères et les symptômes généraux établiront le diagnostic. Je conviens que l'ostéomalacie peu avancée se rapproche davantage du rachitisme ; mais, pour admettre l'identité de ces deux affections, il faudrait mieux connaître leur nature intime.

(1) *Recherches sur l'ostéomalacie*, Paris, 1851.

En abordant la question du traitement du rachitisme, je commencerai par exprimer un vif regret, celui de ne pouvoir m'associer à des paroles sorties d'une bouche autrement autorisée que la mienne. Un homme pour qui je professe une haute estime, M. le professeur Trousseau, disait en 1848 : « Le rachitisme confirmé était considéré comme *très difficile* à guérir et comme ayant toujours une *durée énorme*. Depuis quelques années, le traitement de cette affection a fait des progrès considérables(1). » Quels sont ces progrès ? Ils dateraient de l'introduction de l'huile de poisson, de l'huile de foie de morue, dans la cure de cette maladie.

Depuis bien des siècles, de pauvres pêcheurs du nord de l'Europe faisaient boire à leurs enfants malades de l'huile de poisson ; ce remède se répandit dans le peuple. On raconte qu'en 1778, une foule empressée se rendait à Elberfeldt, en Prusse, et se jetait avidement sur l'huile fétide employée dans une tannerie à la préparation des cuirs.

Des essais isolés furent tentés avec cette substance par divers médecins, de 1790 à 1822 ; mais le moment n'était pas venu, leur voix fut à peine écoutée.

Mais, à dater de 1824 ou 1825, les médecins allemands se mettent à l'œuvre, puis les hollandais, les belges et, beaucoup plus tard, les médecins français et anglais. Des muids d'huile de foie de morue inondent l'Europe, le monde entier ; on pince le nez à des millions d'enfants pour leur entonner le précieux remède. L'huile du corroyeur, ce mets d'Esquimaux et de Lapons, s'introduit partout, dans les palais comme dans les chaumières ; elle est

(1) *Gazette des hôpitaux*, numéro du 8 juin 1848 ; *voyez* aussi la *Gazette des hôpitaux* du 6 novembre 1856, et le *Journal des connaiss. médic.* du 10 novembre 1856.

accueillie jusque sur les marches des trônes. Fortune étrange assurément, si l'homœopathie n'avait parcouru les mêmes voies!

On dira peut-être que j'ai mauvaise grâce à venir m'élever contre une vogue fondée sur l'opinion unanime, sur des observations mille et mille fois répétées. Fort bien ; mais,— cela est triste à dire, — il y a des modes en médecine, et la mode est souvent bien absurde, quoiqu'elle gouverne le monde.

Est-il vrai que le rachitisme fût considéré comme *très difficile à guérir* et comme ayant toujours une *durée énorme*, avant qu'on lui opposât l'huile de foie de morue ? Je n'hésite pas à répondre non.

Écoutez Dehaen : « Je ne puis assez louer, disait-il en 1765, les testacés dans le rachitis; pris en poudre à la dose de deux ou trois scrupules par jour (secondés par une bonne hygiène), *ils guérissent* PROMPTEMENT *presque tous les enfants. In rachitide. . .* . . . . *satis nequeo ostracodermata laudare : si enim bis, ter dic, pulveris hujus scrupulus quotidiè detur.* . . . . *propemodum omnes citò.* . . . . *curantur* (1). »

Avant Dehaen, Boyle (2), cité par Van-Swieten, affirmait avoir guéri plus de cent enfants « réduits par le rachitisme à un état désespéré, » en leur administrant chaque jour quelques grains d'*ens veneris*, probablement un chlorure de cuivre ammoniacal, quoique Van-Swieten le croie plutôt un composé ferrugineux. Ce remède fut généralement considéré en Angleterre, à cette époque, comme un excellent spécifique, *specificum certissimum*, contre le rachitisme (3).

Boerhaave commence l'exposé du traitement par ces mots apho-

(1) Dehaen, *Ratio medendi*, t. V, p. 182, Paris, 1765.

(2) *Exercitationes de utilitate philosophiæ naturalis*, exerc. V, cap. VI, 1692.

(3) Van-Swieten, *Comment.*, t. V, p. 627, Leyde, 1772.

ristiques : *Curatio optima fit*, la maladie se traite heureusement (1).

Van-Swieten assure avoir guéri un grand nombre de rachitiques, *numerosos rachiticos* (2), et ne dit nulle part que cette guérison soit très difficile.

Je vous fais grâce de la ciguë, qui a réussi à Storck (3), de la garance, qui a compté de nombreuses guérisons entre les mains de Levret (4) et de beaucoup d'autres, des bains froids employés avec un grand succès par Floyer (5), tellement persuadé de leur efficacité, qu'il attribuait la fréquence du rachitisme à ce que, dans la cérémonie du baptême, on ne plongeait plus les enfants dans l'eau froide.

Portal (6) dit avoir vu Bouvart obtenir *les plus étonnants succès*, dans le rachitisme, avec le sirop mercuriel de Bellet. Il a eu lui-même beaucoup à se louer de cette préparation, employée seule ou associée à d'autres remèdes suivant les indications ; il rapporte plusieurs cas de guérison. Salmade (7), son parent et son élève, a ajouté de nouveaux faits à ceux que son maître avait publiés.

Ainsi à chaque médecin célèbre, à chaque époque, son remède, et tous réussissent ! La plupart, bien entendu, rabaissent ceux qui les ont précédés : ainsi fait-on à propos de l'huile de morue.

Prétendrait-on récuser le témoignage de nos devanciers, les taxer de prévention, d'inexactitude ? La postérité, qui n'est pas loin, se chargerait de répondre, en pesant dans la même balance les assertions, les observations des praticiens de nos jours et de ceux des temps passés.

(1) *Ibid.*, p. 615.
(2) *Ibid.*, p. 630.
(3) *Libellus secund. de cicutâ*, 1761.
(4) *L'art des accouchements*, § 1431, 1753.
(5) *History of Cold-Bathings*, 1732.
(6) *Nature et traitement du rachitisme*, p. 279, Paris, 1797.
(7) *Observations pratiques sur les maladies de la lymphe*, Paris, 1810.

Qu'est-ce à dire donc? Tous les remèdes sont-ils bons pour le rachitisme? J.-L. Petit et mon vénéré maître Guersant vont vous expliquer cette singularité : « Quand la maladie est dans son état, dit J.-L. Petit, l'art a moins de part à sa guérison que la nature (1). » — « Le rachitisme, disait Guersant en 1827, guérit de lui-même par les seuls efforts de la nature, lorsque la constitution se fortifie à mesure que le développement a lieu (2). »

Je ne veux pas dire que l'huile de morue soit un remède inerte; on a vu des rachitiques guérir par son usage après l'emploi inutile d'autres remèdes. J'accorde ces faits, pourvu qu'on ne veuille rien exagérer.

Ce que je nie, c'est que nous possédions plus qu'autrefois un spécifique du rachitisme, c'est que l'huile de morue soit un remède *merveilleux* contre cette maladie, que son action y soit réellement *prodigieuse*, suivant l'expression de M. Taufflier (3).

Soins hygiéniques. — Je place bien au-dessus de l'action de l'huile de poisson et de tous les autres agents pharmaceutiques l'influence salutaire des soins hygiéniques, celle de l'air, de l'aliment, du mouvement.

I. On a remarqué que, pendant l'été et sous l'influence d'un air pur, la maladie marche moins vite. Il est donc important de transporter, pendant l'hiver, les enfants rachitiques dans un climat tempéré, de les faire vivre à la campagne et dans un air sec. Lordat (4) a observé un sapajou qui était devenu rachitique, ce qui était dû sans doute à l'influence d'un climat moins chaud et plus humide que le sien.

II. L'alimentation des plus jeunes rachitiques a donné lieu, dès le siècle dernier, à des divergences d'opinions qui se sont repro-

(1) J.-L. Petit, *Maladies des os*, t. II, p. 564.

(2) *Dictionnaire de médecine*, t. XVIII, p. 168, 1re édit.

(3) *De l'huile de foie de morue*, p. 43, Paris, 1853.

(4) *Dictionnaire des sc. méd.*, art. Rachitis, t. XLVI, p. 607.

duites de nos jours. Zeviani (1) proscrivait le lait; Benevoli (2), à la même époque, recommandait l'allaitement prolongé. J.-L. Petit (3) rangeait le sevrage prématuré parmi les causes du rachitisme, et ne voulait pas qu'on privât les enfants du sein avant qu'ils n'eussent la plus grande partie de leurs dents. Cullen (4) ne voyait pas d'inconvénients à faire concourir le lait à l'alimentation des enfants rachitiques; il ne les faisait sevrer que dans des cas particuliers. Cependant l'opinion de Zeviani a longtemps prévalu. Guersant, en 1827, conseillait encore de ne pas allaiter les rachitiques trop longtemps, et d'exclure le lait du régime de ceux qui ne tétaient plus (5). Il s'est fait depuis une réaction en faveur de l'opinion de Benevoli, et on a été jusqu'à proscrire la nourriture animale.

La vérité se trouve entre ces exagérations. Imitons la sage conduite de Cullen; dirigeons-nous ici *à juvantibus et lædentibus*. En général, il faut donner à l'enfant un aliment en rapport avec son âge. On insistera sur l'allaitement, tant que la dentition sera peu avancée, mais on associera de bonne heure au lait d'une bonne nourrice quelques aliments plus substantiels, préparés avec le lait de vache, les bouillons gras, le pain, les fécules, les œufs, etc. On se gardera bien de proscrire la viande, dès que l'enfant pourra la mâcher. On aura soin d'ailleurs de modifier ce régime suivant les indications particulières qui se présenteront. On s'attachera, par dessus tout, à entretenir le bon état du tube digestif. La nutrition générale, celle des os en particulier, est évidemment subordonnée à cette condition plus qu'à toute autre.

(1) *Della cura dei bambini attaccati dalla Rachitide*, Vérone, 1761.

(2) *Dissertazioni e osservazioni*, p. 236, Florence, 1747, et Van-Swieten, *Comment.*, t. V, p. 627.

(3) *Maladies des os*, t. II, p. 535 et 565, Paris, 1741.

(4) *Médecine pratique*, trad. de Bosquillon, t. II, p. 600, Paris, 1787.

(5) *Dictionnaire de méd.*, t. XVIII, p. 169.

III. Le mouvement favorisera le développement musculaire et la formation du tissu osseux ; malheureusement, il doit souvent se réduire à un mouvement passif, la gestation, le balancement, etc. Glisson (1) a donné sur cette gymnastique d'excellents préceptes que l'on consulte avec fruit encore aujourd'hui. Dès que les enfants sont un peu plus forts, on les amène graduellement à pratiquer des exercices actifs. La gymnastique de Ling peut trouver ici une application utile.

Une précaution indispensable, c'est de ne pas exposer les os à des efforts qui dépassent leur résistance. On ne permettra pas la marche aux enfants dont les tibias sont flexibles, à moins que les membres ne soient étayés par des supports artificiels.

Moyens pharmaceutiques. — Les agents pharmaceutiques ne doivent tendre qu'à seconder l'effet des moyens hygiéniques, et surtout à exciter l'appétit, à faciliter les digestions, à activer la nutrition. C'est dans ce but que depuis longtemps on a utilisé l'huile de foie de morue, le quinquina, le fer, l'iode, les amers, les antiscorbutiques, le vin, les substances aromatiques, les stimulants extérieurs, frictions diverses, bains salés, sulfureux, bains de mer, eaux thermales, etc.

Les sels calcaires, tour à tour vantés et proscrits dans le traitement du rachitisme, paraissent depuis quelque temps reprendre faveur. Je ne connais pas de preuve positive de leur utilité ; il est peut-être bon de les expérimenter de nouveau.

En définitive, nous ne possédons pas, dans l'état actuel de la science, de médicament capable de durcir les os des rachitiques ; mais nous pouvons favoriser le retour de leur consistance naturelle par des moyens dont l'action se porte sur l'organisme entier et principalement sur les organes digestifs.

Traitement des difformités rachitiques. — Les difformités, les

(1) *Loc. cit.*, cap. 35, p. 397 et suiv.

courbures, les affaissements partiels des os, déterminés par le rachitisme, réclament souvent l'emploi de moyens redresseurs. Les machines n'ont qu'un effet très borné dans la période d'éburnation. C'est surtout pendant la période de ramollissement que leur action peut être utile; mais elles ont l'inconvénient de gêner la circulation et les mouvements; aussi faut-il les exclure le plus souvent chez les enfants très jeunes et affaiblis. En général, il ne faut les employer que lorsque les enfants sont en état de marcher.

Quand il y a indication d'employer un de ces appareils, il faut qu'une pression porte sur la convexité des arcs osseux, et une autre à chaque extrémité de l'arc, du côté de la concavité. On obtient d'assez beaux résultats, quand il y a eu seulement affaissement des surfaces articulaires, dans les déviations des genoux, par exemple. Mais ces appareils agissent moins efficacement sur la continuité des os longs, ainsi que dans les déviations rachitiques de l'épine.

Quand les machines ne peuvent plus avoir d'effet, on a proposé, pour les remplacer, la ténotomie, la rupture des os et l'ostéotomie. En général, la ténotomie est peu utile. Quant aux deux autres moyens, ce sont des opérations graves, à peine tentées par deux ou trois personnes en Europe, et dont tous les résultats sont incomplétement connus. Pour moi, je ne pourrais me décider à ces opérations que chez un sujet assez âgé pour jouir de la plénitude de sa volonté, et assez infirme pour que sa difformité rendît son existence très pénible.

L'ostéotomie consiste, tantôt dans une simple section sous-cutanée de l'os, totale ou partielle, tantôt dans la résection de pièces cunéiformes (1). Le redressement opéré, on applique le même traitement que pour les fractures.

(1) *Voyez*, sur cette résection, A. Mayer, de Würzbourg, *sur l'Ostéotomie*, dans la *Deutsche Klinik*, numéros des 15, 29 mars, 19, 26 avril 1856.

Nous avons encore, pour clore cette dernière séance, à vous montrer un certain nombre de malades.

1° Voici une petite fille âgée de 6 ans, qui n'a jamais marché. Sa tête a un volume normal, et la fontanelle est complétement fermée : le rachitisme crânien a du être peu marqué chez elle. Les clavicules présentent des courbures ; à gauche, la courbure est plus saillante et plus rapprochée du sternum qu'à droite. Le sternum est bombé sur presque toute sa longueur; le thorax, déprimé sensiblement sur ses côtés, offre un chapelet prononcé. Il y a au rachis la courbure lombaire postérieure qu'on rencontre si fréquemment; cette courbure s'efface en partie. Le ventre est volumineux. Les membres supérieurs n'ont de particulier que le renflement des poignets. Aux membres inférieurs, vous voyez les fémurs convexes en dehors, et les tibias convexes en dedans. Il y a rapprochement des genoux.

2° Garçon de 18 mois, n'ayant jamais marché. Sa fontanelle a la dimension d'une pièce de cinq francs. L'enfant a huit dents très saines ; les clavicules sont normales; au rachis existe une courbure lombaire, qui s'efface complétement; elle n'est due qu'au relâchement des ligaments, sans affaissement des vertèbres. Le chapelet est prononcé, le ventre volumineux. Les membres supérieurs et inférieurs offrent de légères courbures, à peine marquées. La flexibilité des os est peu étendue, mais douloureuse. C'est un cas où la maladie est encore dans la période de ramollissement.

3° Petite fille âgée de 1 an. Fontanelle très grande ; il n'y a que trois dents; le thorax est très déprimé, et vous voyez qu'il ressemble bien à la poitrine des oiseaux. Vous êtes étonnés peut-être de rencontrer, chez un si jeune enfant, un chapelet aussi peu marqué; c'est qu'il est interne et saillant du côté des poumons. Le rachis offre une grande convexité en arrière. Les clavicules, les os longs des membres sont peu déformés ; ces os sont flexibles presque sans douleur, ce qui fait supposer que la période aiguë est passée.

4o Voici un cas bien différent des précédents, par l'âge du sujet et par l'étendue de la déformation. C'est une fille de 14 ans, qui ne marche plus depuis six ans. Les membres inférieurs sont tellement déviés, que les jambes forment avec les cuisses un angle droit saillant en dedans ; il y a un croisement considérable des genoux dans la station. Malgré une si grande difformité, cette jeune fille peut, au moyen d'une rotation des membres, rapprocher assez les pieds pour marcher, en prenant de chaque côté un point d'appui. La poitrine et le rachis sont bien conformés ; les clavicules sont courbées, surtout la gauche, mais l'exagération de courbure de celle-ci tient peut-être à une ancienne fracture. Les humérus sont courts relativement aux avant-bras ; leur courbure est située au bord externe, dans le tiers supérieur de l'os, tandis qu'habituellement elle siége beaucoup plus bas. Les avant-bras sont droits, mais leur extrémité est très renflée.

Chez cette malade, le rachitisme a passé depuis longtemps à la période d'éburnation ; on ne peut presque plus rien attendre de l'emploi des machines, et, vu l'étendue de la difformité, il est permis de se demander si ce n'est pas là un cas où l'ostéotomie peut trouver une application convenable.

5o Petite fille âgée de 2 ans. Chez elle, la fontanelle offre encore l'étendue d'une pièce de deux francs. Le chapelet existe, la dépression latérale du thorax est peu prononcée ; le rachis est droit ainsi que les membres ; cependant les membres inférieurs présentent une légère courbure en dehors dans leurs deux sections. Dans ce cas, le rachitisme porte donc principalement sur le crâne et les membres inférieurs.

6o Voici une petite fille âgée de 3 ans et 4 mois, qui paraît forte et bien portante. Elle n'offre qu'une déviation très prononcée d'un genou en dedans. On peut se demander si cette déviation est de nature rachitique. L'âge de l'enfant fait déjà présumer que telle est en effet sa cause; puis nous trouvons le chapelet des deux côtés et une légère courbure en dehors des fémurs.

7° Sur cet enfant qui n'a que 2 mois, le rachitisme n'a encore affecté que les jambes; elles sont courbées, bien que l'enfant n'ait pas encore marché. Le chapelet est très prononcé; il n'y a rien au crâne ni au rachis.

8° Voici une petite fille de 6 ans 1/2, sur laquelle vous pouvez apprécier le bon effet du traitement mécanique employé contre la déviation rachitique des genoux. Au volume encore considérable de la tête, à la forte saillie des bosses frontales, vous jugez que le rachitisme crânien était très développé. Il reste encore des traces de la dépression latérale du thorax ; le ventre est volumineux ; il y a un peu d'ensellure lombaire. Cette fille avait le genou gauche fortement dévié en dedans. Une longueur de 4 centimètres séparait le côté externe du genou d'une ligne droite tirée du grand trochanter à la malléole externe ; le genou a été ramené à une rectitude complète. Ce résultat, qui se voit journellement, a été obtenu au traitement externe du bureau central.

9° Examinez cette petite fille, âgée de 2 ans. Elle a l'apparence d'une santé florissante ; la tête a un volume ordinaire et la fontanelle est complétement fermée; le rachis est droit, ainsi que les membres supérieurs. L'enfant marche, et vous ne pensez probablement pas trouver sur elle de traces de rachitisme. Voici pourtant un chapelet très prononcé, des poignets renflés, un genou droit dévié en dedans, avec une très légère courbure du fémur en dehors. C'est un de ces cas de rachitisme léger, que l'on peut confondre avec les déviations analogues produites par la seule action mécanique de la pesanteur et de la contraction musculaire.

10° Je termine en plaçant sous vos yeux, comme exemple de l'emploi des machines, cette petite fille, âgée de 19 mois, à tête volumineuse, à bosses frontales saillantes. Je lui ai fait appliquer, pour une déviation en dedans du genou gauche, un appareil redresseur. Il consiste en un montant externe, articulé vis-à-vis du genou et fixé, d'une part, à l'étrier d'un brodequin, de l'autre à une ceinture en peau. Une large courroie presse le côté interne du genou, et se fixe sur ce montant. On a ajouté un second montant au côté interne de la jambe, pour donner plus de fixité à l'appareil. Il importe, dans ce cas, que le montant externe soit assez résistant et assez écarté du genou pour ne pas céder à l'action de la courroie dite *fronde*, qui est destinée à porter le genou en dehors.

Messieurs, nous allons nous séparer pour cette année. Je désire que ces leçons, si éphémères qu'elles aient été, laissent dans votre esprit une trace quelque peu durable. J'ai fait tous mes efforts pour vous initier à des connaissances encore peu répandues, pour vous mettre en garde contre des erreurs assez communes. Si j'ai pu vous garantir de fausses croyances, vous armer contre des doctrines hasardées, vous inculquer quelques principes simples, mais vrais, mais pratiques, mon but sera rempli; je serai satisfait.

TABLE DES MATIÈRES.

ART. Ier. — DU PIED-BOT.

FIN DE LA TABLE.

Paris. — Typographie FÉLIX MALTESTE et Cᵉ, rue des Deux-Portes-St-Sauveur, 22.

TRAVAUX DE M. BOUVIER

SUR LES AFFECTIONS DE L'APPAREIL LOCOMOTEUR.

SUR LES ALTÉRATIONS DU SYSTÈME OSSEUX DANS LE RACHITISME. *Bulletin de l'Académie de médecine,* 1837 et 1839.

SUR LA RÉDUCTION DES LUXATIONS CONGÉNITALES DU FÉMUR. Journal l'*Expérience,* 1838.

MÉMOIRE SUR LA SECTION DU TENDON D'ACHILLE DANS LES PIEDS-BOTS, avec planches, *Mémoires de l'Acad. de méd.,* t. VIII, 1838.

SUR UNE NOUVELLE ESPÈCE DE TORTICOLIS, 1840.

SUR LE STRABISME ET LA MYOTOMIE OCULAIRE, 1841 et 1843.

SUR LA MYOTOMIE RACHIDIENNE. *Annales de la chirurg.,* 1841 et 1842.

SUR LA SECTION DES FLÉCHISSEURS DES DOIGTS. *Bulletin de l'Acad. de médecine,* 1842.

SUR UN CAS DE CONTRACTURE MUSCULAIRE ANCIENNE. *Ibidem,* 1847.

SUR UN CAS DE PARALYSIE DE LA MAIN. *Ibidem,* 1851.

SUR L'INÉGALITÉ CONGÉNITALE OU ACQUISE DES DEUX MOITIÉS LATÉRALES DE LA FACE. *Ibidem,* 1852.

ÉTUDES HISTORIQUES ET MÉDICALES SUR L'USAGE DES CORSETS, 1853.

SUR L'ATROPHIE MUSCULAIRE PROGRESSIVE. *Bulletin de l'Acad. de méd.,* 1853.

SUR LA CAUTÉRISATION CUTANÉE DANS LES MALADIES DU SYSTÈME OSSEUX. *Archives générales de médecine,* 1854.

SUR LES PLAIES SOUS-CUTANÉES APRÈS LA TÉNOTOMIE. *Ibidem,* 1855.

SUR LE TRAITEMENT DE LA CHORÉE PAR LA GYMNASTIQUE (rapport). *Bulletin de l'Acad. de médecine,* 1855.

SUR L'ÉLECTRICITÉ MÉDICALE (rapport). *Ibidem,* 1856.

SUR LA GUÉRISON PAR ABSORPTION DES ABCÈS PAR CONGESTION. *Archives de médecine,* 1857.

LEÇONS CLINIQUES SUR LES MALADIES CHRONIQUES DE L'APPAREIL LOCOMOTEUR (*Mal vertébral, — Affection sous-occipitale, — Luxations anciennes et congénitales, — Strabisme*); recueillies par M. E. BAILLY, année 1855, Paris, 1856. Un vol. in-8°.

Paris. — Imp. FÉLIX MALTESTE et Cie, rue des Deux-Portes-Saint-Sauveur, 22.

www.ingramcontent.com/pod-product-compliance
Ingram Content Group UK Ltd.
Pitfield, Milton Keynes, MK11 3LW, UK
UKHW021055270726
13967UKWH00012B/1493